"Jenni 是位杰出的女性。她无私地分享了自己的挣扎与胜利——她的坦率而令人鼓舞的故事将会对那些正深陷进食障碍痛苦的人有所帮助。我很荣幸能了解她和她的故事。"

——Jamie-Lynn Sigler

"这是一个人与进食障碍斗争并从中康复的真实记录。"

——Ira M. Sacker, M.D., *Dying to Be Thin* 的作者之一，HEED（Helping End Eating Disorders）基金会主席、医学总监

"倾注了幽默、丰富的想象力以及深刻的悲悯之心，这本书给那些正遭受进食障碍痛苦的人带来了希望。"

——David B. Herzog, M.D., 哈佛医学院儿科精神病学教授

"很多到 Ranch 寻求帮助的进食障碍患者都读过《与进食障碍分手》。她们正开始理解自己所经受的虐待。"

——Toril Newman, LCSW, Ranch 临床主任

"这本书精彩地揭示了进食障碍（Ed）的本质——一种虐待关系。Jenni 告诉读者怎样用善辨的耳朵倾听 Ed 的声音，识别他，把他与真正的自己区分开来，并且最终从他的影响中解脱出来。任何一个想要过没有'Ed'的生活的人，都该读一读这本书。"

——Anita Johnston, Ph.D., *Eating in the Light of the Moon* 作者，"Ai Pono 进食障碍"项目总监

"Jenni 敏捷的才智和不可多得的诚实对那些想要与 Ed 决裂的人有着强大的感召力。而 Thom 的指导也将为治疗师和患者的治疗过程带来全新的视角。这是一本通俗易懂的必读之书！"

——Lindsey Hall，*Bulimia: A Guide to Recovery* 作者

"这是我给走进我办公室的就诊者推荐的第一本书。它充满智慧与同情地指引着进食障碍患者的康复之路。"

——Wendy Oliver-Pyatt, M.D., *Fed Up! The Breakthrough Ten-Step, No-Diet Fitness Plan* 作者，Sierras 希望中心主任

U0256791

"《与进食障碍分手》用贴切的比喻道出了进食障碍与虐待性浪漫关系之间的相似性，为我们探索和征服这种强大的疾病提供了独一无二的工具。"

——Emme，美国进食障碍协会主席、理事会代表

"《与进食障碍分手》描写了一位女性和她的进食障碍之间亲密而深刻的内心对白，它抓住了在健康和强迫之间挣扎的本质。它是走向康复的宣言，为我们描述了进食障碍患者内心世界的罕见一幕。"

——Douglas W. Bunnell，Ph.D.，
美国进食障碍协会前主席，康涅狄格州 Renfrew 中心临床主任

"Jenni 发自内心地讲述了她从进食障碍的痛苦与挣扎中得出的感悟，她的讲述是友善的、引人入胜的，她给了我们希望。"

——Sondra Kronberg，M.S., RD, CDN；
进食障碍辅助治疗组织负责人，
美国进食障碍协会转诊中心理事会成员

"《与进食障碍分手》是我推荐给病中女儿的唯一一本写给患者的书。这本书给进食障碍患者和爱他们的人提供了走向康复的一种感动、一种实用而积极的方法……"

——Laura Collins，*Eating with Your Anorexic* 作者

"如果你和食物的关系正在削弱你的自信、诚实、幸福和快乐，那么，《与进食障碍分手》是使你重新获得幸福感和身体健康的救生圈。"

——Theresa Peluso，*Chicken Soup for the Recovering Soul* 的
作者之一

"《与进食障碍分手》指引着读者走过一生中可能最困难的一段时光，并帮助他们看到彼岸的回报。"

——Joseph A. Donnellan，M.D.，进食障碍项目的医学总监，
新泽西州 Somerville 市，Somerset 医学中心精神科主任

与进食障碍分手

Life without Ed

——介绍一位女士摆脱进食障碍的经历，并
告诉你如何像她一样与进食障碍分手

原著：〔美〕珍妮·谢弗

〔美〕汤姆·拉特利奇

主审：张大荣

主译：李雪霓

译者：李雪霓　李会谱

易　进　徐玉玉

北京大学医学出版社

YU JINSHI ZHANG'AI FENSHOU

图书在版编目（CIP）数据

　　与进食障碍分手 /（美）珍妮·谢弗（Jenni Schaefer），（美）汤姆·拉特利奇（Thom Rutledge）原著；李雪霓主译. —北京：北京大学医学出版社，2023.3
　　书名原文：Life Without Ed
　　ISBN 978-7-5659-2856-7

　　Ⅰ．①与…　Ⅱ．①珍…②汤…③李…　Ⅲ．①厌食－精神疗法　Ⅳ．① R749.92

　　中国国家版本馆 CIP 数据核字（2023）第 017675 号

与进食障碍分手

主　　译：李雪霓
出版发行：北京大学医学出版社
地　　址：（100191）北京市海淀区学院路 38 号　北京大学医学部院内
电　　话：发行部 010-82802230；图书邮购 010-82802495
网　　址：http://www.pumpress.com.cn
E - m a i l：booksale@bjmu.edu.cn
印　　刷：北京信彩瑞禾印刷厂
经　　销：新华书店
策划编辑：药　蓉
责任编辑：药　蓉　娄新琳　　责任校对：靳新强　　责任印制：李　啸
开　　本：880 mm×1230 mm　1/32　　印张：6.75　　字数：167 千字
版　　次：2023 年 3 月第 1 版　2023 年 3 月第 1 次印刷
书　　号：ISBN 978-7-5659-2856-7
定　　价：42.00 元
版权所有，违者必究
（凡属质量问题请与本社发行部联系退换）

谨将本书献给我的妈妈爸爸，Susan 及 Joe Schaefer。

——

"你必须尝试做那些你认为无法完成的事。"

——Eleanor Roosevelt

目　录

中文版序

这本书是两年前偶然得到的，是一个患厌食症的女孩在门诊送给我的礼物。她当时还在美国读书，利用假期特意来看我，并把这本她在美国的治疗师推荐给她的书送给我。她说这本书对她的帮助很大，她跟书里的主人公有很强的共鸣。

我马上把这本书交给了我的同事们，并很快得到了积极的反馈。虽然我国有关进食障碍的书籍还很少见，但在美国这类的书籍却至少可以列出满满一张书单。他们认为这是其中的一本难得的好书：一方面是由于它出自一名患者的亲身经验，既真实深刻，又积极乐观；另一方面它在文字上没有长篇大论，篇幅短小，通俗易懂，可读性非常强。

其时，我院的进食紊乱康复俱乐部一直在积极地活动，为病友和家属提供支持，也出版发行了两本科普读物，并印制了一批内部参考资料，而这些都供不应求。从与病友和家属的密切接触中，我们感受到他们对成功经验的迫切需求。虽然有相互的鼓励、搀扶，也从很多人那里看到希望、信心，但他们更希望听到前方康复者的呼唤，看到不远处康复者的脚印，那将更坚定地引领他们前行。我相信，这本书正是他们需要的。

感谢我的同事们和北京大学医学出版社的共同努力，让这本书的中文版能够顺利问世。感谢送给我英文版书籍的女孩——我想代表所有关心进食障碍的人把这本中文版的《与进食障碍分手》作为礼物送给你。

更让我们高兴的是，在我们翻译书稿的这段时间里，已经有几位在门诊康复得很好的病友表示要把自己的康复经历和体会写出来发表，以帮助更多还在痛苦中挣扎的病友和他们的亲人。希望不久的将来，我们就可以看到发生在身边的故事，也许下一个故事讲的就是你。

北京大学第六医院

张大荣

中文版前言

《与进食障碍分手》是一本描写进食障碍患者如何摆脱进食障碍的束缚，找回属于自己的自由生活的书。本书的作者是患有进食障碍的珍妮·谢弗（Jenni Schaefer）和她的治疗师汤姆·拉特利奇（Thom Rutledge）。书中 Jenni 通过把进食障碍拟人化——形容成一个诱惑自己建立亲密关系的男人，真实深刻地凸显了进食障碍的种种"心理特征"和"手段"，让读者看到了进食障碍对 Jenni 从诱惑到控制再到虐待的"患病过程"，以及 Jenni 如何从深陷其中、欲罢不能到痛下决心、誓不回头，再到苦心孤诣、步步为营的康复过程。

拿到这本书的英文原版时，我投身进食障碍这个精神科的亚专业不过三年的时间，和被这个病魔纠缠折磨的患者及其家人一样，正苦苦搜寻能帮我更好地理解疾病、理解患者的各种资源。读这本书的整个过程就像是在我和患者之间打开了一扇心门，而至今，每每再读某个章节的时候，还会有"又开启了一扇窗"的感觉。

最初自我学习成长的初衷很快变成了让所有人分享喜悦和希望的强烈愿望。张大荣主任对我这个"小愿望"给予了最强有力的支持——一支翻译小队迅速组成并开始工作。当我拿着译稿的第一章请一位住院的病友提供反馈时，她只有一句话——"我想看到第二章。"最初的译稿由于版权的问题只能零散地作为内部资料在住院的病友中使用，令人欣慰的是"Ed（进食障碍的英文缩写）"这两个字母的含义和它拟人化的用法很快便被病友接受并流行开来。跟他们谈话时不经意间就会听到有人讲："是我的Ed 在这样想……"

这本书能够以中文版正式出版发行要感谢北京大学医学出版社的老师们，感谢他们不计成本地大力支持；感谢每一位曾经为这本书的翻译作出贡献的同行，感谢康岚、钱英医生作为本书的第一批专业读者提出的宝贵意见和支持。希望她们一起来分享本书出版的喜悦。

在本书翻译过程中，我们尽可能地试图呈现原作者 Jenni 幽默风趣的写作风格，缩小中西方文化和语言表述的差异所造成的理解困难，但由于水平有限，在信、达、雅方面的不足还请读者批评指正。

北京大学第六医院

李雪霓

英文版前言

——治疗师 Thom Rutledge 的话

我见到 Jenni Schaefer 的第一个晚上，她把一块放在地板上的靠枕撕成了碎片。在治疗小组的房间里，到处都是纯棉织物碎片。她看起来很轻松。

之前她在谈她的进食障碍，以及进食障碍从她身上夺走的一切。

"你现在感觉如何？"我问。

"疯狂。"她简短地回答。

"描述一下这种疯狂的感觉。"我说。

在 Jenni 找词表达的过程中，我注意到比语言更重要的东西。她讲话时，双手握紧又松开，像在抓握空气中的某种东西。

"你的双手感受到了什么？"我问，"它好像积聚了很多能量。"

Jenni 暂停讲话，把注意力转移到双手上，这时，双手变成两个握紧了的拳头。"愤怒，非常愤怒。"她说。

"你的双手想要干什么？"

"把什么东西撕碎。"她脱口而出，以至于自己都有点惊讶。

几分钟之后，一只漂亮的放在地板上的靠枕献身了，就这样 Jenni 开始了她的康复之旅。

她一头扎进康复工作中。我的患者们在治疗的第一个晚上通常没有勇气做破坏房间设施之类的事。而 Jenni 准备好做了，她已下定决心。

决心并不能保证完全康复。Jenni 前方的路并不平坦。在康复路上 Jenni 多少次摔得鼻青脸肿，但我总能看到她的决心。她时不时会迷路，看不到自己的决心，但我从来不会看不到。这个年轻的女人非常坚定地迈步在康复路上，从不回头。

和 Jenni 的合作是充满快乐的。她很努力，使我们的工作变得容易。治疗时，她一直记笔记，笔记从未偏离康复工作。尽管她认为治疗笔记是可以帮助自己的，但她当时并没有想要写一本关于进食障碍康复之旅的书。毕竟，她的梦想是在纳什维尔演出和作曲。

现在我知道，那些治疗笔记不但对 Jenni 有所帮助，同样可以帮助到你。

你手上的这本书非常实用。如果你正在与进食障碍战斗，《与进食障碍分手》可以为你开辟一条道路。如果你爱着某个进食障碍的患者，这本书会使你明白以前不能理解的一些事情。如果你是一个精神卫生专业人士，这本书可以把你带进进食障碍患者的内心世界，并且，相比于科研论文，它会更多地教给你如何治疗这种狡猾的疾病。

《与进食障碍分手》与其他关于进食障碍康复之旅的书都不同。它有两个重要特征，是多数相同主题的书所欠缺的。第一点，它既充满希望又符合现实。因为进食障碍是非常令人沮丧的经历（大部分被轻描淡写了），所以希望与现实并存并不容易。Jenni 在分享自己经历的时候，一方面承认在康复路上的困难中的种种细节，另一方面一直通过自己的例子向读者展示着那束希望之光——"如果我可以做到，你也可以做到。"对那些正在认为别人可以康复而自己却做不到的人，我在这里告诉你，Jenni 不久前也是这样想的。

除了实用性、现实性和充满希望，《与进食障碍分手》还有一个其他进食障碍的书籍很少具备的特点：幽默。

在我们这个"非黑即白"的文化氛围里，关于进食障碍的幽默要么不存在，要么就是乏味的或破坏性的，就是那种暗示进食障碍是极度空虚的产物，而进食障碍患者则是浅薄和匮乏的个体之类的黑色幽默。没有比这些"幽默"更远离真相的了。可以说我所治疗过的进食障碍患者是我见过的一些最聪明、最有能力、最富创造性和勤奋的人。而无论是对自己还是对世界的认知，"浅薄"这个词则是最不适用于形容他们的。

Jenni 在她的教训与故事里体现出来的幽默给进食障碍这个主题一个客观中立的立场，她既没有淡化那种斗争——她的、你的、任何人的，也没有嘲讽和谴责。她的幽默来自实践，来自她的切身体验，而这正是真正幽默的来源。

所以，我郑重地邀请你来认识这位杰出的女性，她将同你分享那至少目前为止你还以为只属于你一个人的秘密。

本书的优点在于每个章节的篇幅短小。我建议你不必按顺序阅读，而是可以选取一些章节来读，找到那些 Jenni 专门为你而讲的部分，做一些练习，记一些笔记。但要注意不要给自己太大压力，每次从中撷取一点，不要暴食，在自己时间许可的范围里细细咀嚼和消化，当然也不要饿着自己哦。

不要把读这本书变成你强迫行为的一部分。读一点儿，再读一点儿，休息，然后再回来……当你感到备受鼓舞的时候，最好去跟一个朋友聊聊，跟他分享你的收获。

享受本书，收获成长，善待自己！

致　谢

　　我要向所有在我最困难的一段人生旅途中帮助过我，并且在我写这本书时陪伴在我左右的人，表示感谢。

　　此书要献给我的父母，感谢你们在我生命中无条件的爱与支持，拥有你们是我的幸运。

　　向我的哥哥 Steve Schaefer 和嫂子 Destiny 表示深深的感谢，在我需要你们的时候，你们一直都在；也感谢我的弟弟 Jeffery Schaefer，感谢你的幽默、鼓励和对生活的远见卓识。

　　这本书的诞生有赖于三个人：感谢 Thom Rutledge，是他给予我如此有趣而意义深刻的一次康复之旅，并建议我写一本书，在写作过程中又给予我全方位的指导，感谢他对本书所作的巨大贡献；感谢我的代理商 Adam Chromy 对我的工作投入的热情与对我的信任；感谢编辑 Michele Pezzuti，感谢他的专业帮助，并从一开始就挖掘出我书里的特别之处。

　　同时，感谢所有帮助我走出进食障碍的专业人士：A. Lee Tucker 博士，Ovidio Bermudez 博士，Brian Swenson 博士，还有 "Susan"（Reba Sloan 和 Carol Beck）。

　　如果没有 Judy Rodman 和 Emily Spoden，我可能永远也无法与进食障碍分开。Judy，感谢你无论何时何地都带着爱、信任和智慧来帮助我。Emily，我永远也不会忘记你是怎样在我身边鼓励我一步一步地向康复迈进。

　　感谢我家乡得克萨斯州的朋友和亲人们。你们虽然没有在我身边，但当我与进食障碍战斗时，你们总是用电话帮助我度过很多困难时光。

也感谢每周一晚上进食障碍治疗小组的病友们，我在你们的激励下写完这本书。请一天一天地保持远离进食障碍，找到属于你自己的没有进食障碍的自由生活。

引 子

我从没有结过婚，却要为离婚感到高兴。Ed 和我一起生活了二十多年，他虐待我、控制我，总是毫不迟疑地告诉我他觉得我做得多么糟糕，以及我应该怎样做才对。我恨他，却无法离开他。Ed 使我相信我需要他，离开他我就一文不值、一无所长，甚至变得更糟。他告诉我他总是在为我的最大利益着想——他那么做都是为了我好——而最终他却总是辜负我。他承诺，却从不守信。终于在我的身体和精神都跌落谷底之际，我决定跟他离婚。

让我多告诉你一些关于 Ed 的事情吧。他并不是高校的优等生，不是我在大学里开始约会的追求者，也不是我在超市付款台结识的人（尽管在关于超市的故事里他确实占了极大的分量）。**Ed 的名字来源于 eating disorder（进食障碍）开头字母的缩写，Ed 就是我的进食障碍。**

你可能会从内心里那些细小的声音中认出 Ed 来，听：“你只要再减掉几斤就好了。”“你知道那里面有多少卡路里吗？”Ed 是那个从镜子里回望着你，并告诉你你的样子不令人满意的人。Ed 会跟我们每个人交谈，有些人深深陷入与他纠缠不清的关系中，有些人只是偶尔跟他约会，也有些人可能是第一次遇见他。无论你是已经跟他结了婚，抑或只是调调情，这本书都是为你而写的。

我从心理治疗师 Thom Rutledge 那里学到一种治疗方法，可以与 Ed 也就是我的进食障碍彻底分开。在这种方法中，进食障碍被当成是一个独立于我之外的，有着自己的思想和个性的个体。

在最初跟 Thom 的一次治疗中，他拿来另外一把空椅子放在我们前面，让我把它当成是我的进食障碍并对着它讲话。Thom 没有在意我流露出的"你一定是疯了"的表情，继续说，"如果你的进食障碍正坐在这张椅子上，你会对他说什么？"好吧，他是专家，我又付钱请他为我治疗，那就试一试吧。我看着这把椅子说："为什么你总想控制我的一举一动？你怎么就不能走开？"在问这两个问题的瞬间，我感到跟进食障碍拉开了一点距离，这种感觉真好。那次治疗里我一直继续与进食障碍进行这种交流，快结束时，我为自己的进食障碍起了一个男人的名字"Ed（埃德）"，并且第一次感到自己向自由迈进了一大步。

与先前所有其他治疗结束后的感觉不同，那天，我离开Thom 的办公室时，怀揣的是一份沉甸甸的希望。在那次治疗中我感受到的那一点点与进食障碍分离的感觉，就让我相信自己有康复的可能。在与其他治疗师或医生的合作中，我从来没有过这种分离的感觉。实际上，我常常在治疗时一直哭泣和诉说自己在康复尝试中的挫败，而在治疗结束后体会到更深的绝望，也就更深地陷入进食障碍。从没有人引导我积极地跟进食障碍去斗争。当然，有些专家也给我一些建议，但通常很不现实，也没有涉及真正的问题所在。例如一位精神科医生坚持认为，如果我回到学校上学，再拿一个音乐方面的学位，问题就能解决。他确信这样有助于改变我进食方面的行为。实际上，申请大学以及与入学咨询人员的交谈只是让我疲于应对，而无暇与进食障碍正面交锋。所以，你可以想象，当 Thom 给予我一种直接与进食障碍交谈的治疗方法时，我感到多么地解脱。终于能够把我的真实感受说给我的进食障碍听，这种感觉真是奇妙。仅仅一会儿的工夫，

Thom 的治疗就让我重新找回了做 Jenni 的感觉——我已经好久没见过她了。

与大部分接受这种治疗方法的人一样，我的进食障碍是位男士。这么多年来，在进食障碍治疗小组的所有姑娘们中，只有一个人感受到的进食障碍是位女士，她把"她"叫做"Edie（艾蒂）"。如果你的进食障碍也是位女士，你大可以用"Edie"替代这本书中出现的"Ed"，而重要的是要开始与他/她分离。

我用"离婚"来形容我与 Ed 的分离，是源于在治疗中了解到的一种类比方式，就是把我们与进食障碍的关系比做一段虐待性的婚姻关系，婚姻中的妻子被丈夫所控制，甚至施暴。身患厌食症或贪食症的女性害怕离开 Ed 就好像一个备受虐待的妻子不敢离开自己的丈夫一样，因为那常常是她们唯一拥有和了解的东西。就像身处虐待性婚姻中的女性在朋友和家人面前总要隐瞒身上的青紫一样，身患进食障碍的女性也是这样隐藏自己的伤疤的。妻子们只有走出决心与虐待狂离婚的第一步后创伤才会开始愈合。这也是进食障碍患者在生活中获得自由的唯一方法。如果你从来没有结过婚，你可以把与 Ed 的分离看做是与男朋友分手，或者是与最要好的朋友决裂。再一次，请记住，最重要的是——分离。

在治疗中，我认识到康复不是消灭进食障碍，而是改变与他的关系。通过我的分离疗程，我与 Ed 的关系彻底改变了，好像一对夫妇通过离婚的过程彻底改变关系一样。为了改变与 Ed 的关系，我必须学会抽身出来，主动与他分离。我得给自己的思想留出一定的空间，从而为表达与 Ed 不同的意见创造机会。我意识到，我对食物偏执的想法和对自己身体的否定与苛责都是来自

Ed，而不是我自己。迄今为止，康复对我来说就是为真我的存在创造空间。

我对 Ed 的第一次记忆是在我刚刚 4 岁的时候。Ed 在舞蹈课上嘲笑我是房间里最硕大的女孩。他说我腿粗，因为我穿上练舞的紧身衣时大腿内侧会有摩擦。在舞台上，是否把舞蹈跳对无关紧要，重要的是穿上演出服后我看起来有多苗条。小学拍集体照时，我没有被安排在前排，前排都是些瘦小的女孩，我为此耿耿于怀。Ed 向我解释："你被安排在中间一排是因为你胖，如果你瘦的话，就会被安排在前排。"然而，照片上的我看起来并不胖，我只是比前排的女孩个子高而已。但 Ed 从不说我高，而只是说我胖。还是个孩子时，Ed 就开始限制我的食物摄入了，他从不允许我吃甜食——没有感恩节的馅饼，没有生日蛋糕，也没有万圣节的糖果。

高中时，Ed 总是不让我吃午饭。合唱团彩排时，他让我盯着布满镜子的墙壁找谁是团里最瘦的女孩。Ed 告诉我，想成为成功的歌手就必须再瘦一点。在大学里，他更变本加厉地限制我的食物，而最后，他开始强迫我吃大量的食物。为了保持苗条，他说服我把吃进的食物清除掉，也就是呕吐、禁食，或拼命运动。Ed 喜欢这种暴食—清除的循环。说到暴食，在凌晨一点的时候从肯德基吃到麦当劳，再到比萨饼店，甚至捡垃圾筒的饼干吃，对我来说都是很平常的事。Ed 控制了我的生活。

与 Ed 的分离并不容易。在我的整个康复过程中，我一遍遍地问自己："那是我的想法，还是 Ed 的想法？"回答通常是："是 Ed 的想法。"我总能知道 Ed 的想法，却不得不费力搜寻到底 Jenni 是怎么想的。另外，我还意识到一个奇怪的现象，那就是我非常了解 Ed，却经常感到好像从来没有认识过 Jenni。

治疗之初，我只是单纯学习怎样分辨 Ed 的声音和我的声音。刚开始时，我百分之百认同 Ed 所说的任何话。他要是说我胖，我就是胖；他要是说去商店，我就去；他要是说一直吃直到他喊停，我也会照做。

慢慢地，我开始反对他的意见，然而却依然完全服从于他的命令。如果 Ed 告诉我不要吃午饭，我明知他是错的却还是会照做。我感到从未有过的软弱，此外，我还觉得自己简直就是疯了——我根本是明知故犯呀。我从不认为自己是个容易被控制的人，可事实就摆在眼前。

作为治疗的一部分，我坚持记笔记，学着记下和 Ed 的对话。我在本书中贯穿了这些对话，希望有助于你和你的 Ed 分离。下面就是一个例子：

Ed：真不敢相信你今天要出去吃午饭！

Jenni：我的朋友邀我一起去的，我也没办法。

Ed：那点菜的时候我说了算。

Jenni：（点头）当然。

Ed：我们只是和食物捉个迷藏，把它们藏到纸巾下面。

Jenni：好的。

就这样坚持着，不断的挫败令我改变的决心日增，我最终开始违抗 Ed 的命令。下面是我与 Ed 对话的另一个例子：

Ed：Jenni，我知道你感觉糟透了。去自动售货机那儿吧，尽可能地吃个痛快，这种要命的感觉就会消失的。

Jenni：不对。如果我那样做，只会使我的感觉更糟。

Ed：你会感到放松，感到平静。只要暴吃一顿，这种糟糕的感觉就会像以前一样烟消云散。

Jenni：那么做只能暂时麻木一下自己，而后就是内疚、羞愧、愤怒，并且我仍然会觉得很糟糕。

Ed：不要再和我争了。去零食机那儿挑你钟爱的食物去吧！

Jenni：不。我会打电话，向理解我感受的朋友寻求帮助。我再也不需要你了。

写下这些对话，对于和 Ed 的分离很有帮助。这也是 Thom 治疗练习的一部分，这类练习都放在本书第一至六部分的结尾部分，Thom 会在那里提供建议，并分享对我的康复有里程碑意义的练习。我不能保证这本书的每一步都会帮到你，但在我的康复过程中，每一步确实都是很重要的。有些练习可能一开始看起来有点傻，而 Ed 也会告诉你这只是在浪费时间。但即使那些看起来有点傻的练习，我也建议你尝试。这本书里只收录了很少的几个练习，少到不含什么卡路里，而且也不必有一次完成所有练习的压力，这样在你第二次读这本书的时候就会从某个练习中新发现很多在第一次读时并不觉得有什么帮助的东西。把有用的拿去，剩下的尽管放下。

这本书的形式是专门按照进食障碍对思维的损害特征而设计的。和 Ed 结婚的日子里，我的大脑完全被食物和体重占据，而无法关注任何其他问题。阅读尤其具有挑战性，因为我无法集中注意力，并且也几乎不可能有足够坐着的时间来看书。我通常翻来覆去地看一本书的同一页。考虑到你也可能有注意力集中的问题，这本书由容易消化的小块章节所组成。我发现，把注意力集中在小块章节上比长篇累牍的章节要容易得多。

把本书分成小块章节的另一个原因是适应你忙碌的日程。我知道你忙，因为我知道进食障碍会消磨大量的时间以至于你几乎没有时间做其他事。如果你和我一样，你一定把大部分时间用在迎合 Ed 的要求上。小块章节好在可以很快看完，只一会儿的工夫，在 Ed 有机会阻止你之前，你就可以得到一定量的信息，能真正理解、记住和应用到生活中去。

除了章节的短小特点外，你还会在这本书中发现幽默的特点。你可能会笑，但这并不意味着强调的主题不够严肃。我们会在旅程中发现趣味，但那绝不是 Ed 想要给你的。在我的康复之旅中，幽默是帮助我打破"永无康复之日"这一悲观信念的重要元素，它还给了我看待进食障碍的新视角。获得打趣 Ed 的能力让我有了一种重新掌控生活的力量感。

尽管这本书是专为被进食障碍折磨着的同胞所写的，但 Ed 也乐于细读每一页。Ed 会和你一起读，还会利用他从中学到的每一点。现在你听到他的声音了吗？在你看书的同时，去听 Ed 对书中观点的反应，练习区分 Ed 的反应和你自己的——记住，你不是 Ed！Ed 会从书中拿取他想要的，而你的任务则是为自己的康复，为自己的生活，拿取自己所需要的东西。

虽然听起来可能有点儿怪，但我不打算在这本书中解释进食障碍是怎么回事。在我第一次开始治疗时，我错误地以为可以通过"推理"赶走进食障碍。我阅读每一本相关的书籍，靠自己对生物化学和医学的兴趣去努力了解为什么我会得进食障碍，它是怎样发生的，以及何种特殊的化学信号在我大脑中出了问题。我以为了解了这些问题的始末，就能通过推理找出解决问题的办法，然而我错了。最终，我不得不盯着 Ed 的脸开始行动。在这本书中，我分享自己的经历、力量和希望，是这些最终帮助我打开与

Ed 相连的枷锁。

本书讲述的内容有关放弃、倒下、爬起，以及意识到自己并不孤单。事实上目前在美国，有 500 万～1000 万的女性患有进食障碍。进食障碍患者大部分是女性，男性只占所有患者的 5%～10%。不过我认为这个百分比可能没有反映出男性进食障碍患者的真实人数。因为患有进食障碍会给男性带来耻感，所以许多人不愿透露病情。这类似于 20 世纪 70 年代的女性酗酒，酗酒被认为是一种男性疾病是因为女性通常隐藏自己的症状。所以这本书对男士和女士都有帮助。

你的想法可能处在从"认为自己根本没有进食障碍"到"积极地寻求从进食障碍中康复"这两极之间的任何一点上。在同一天甚至同一个钟点里，你都可能会在两极之间不同的点上摇摆。否认是进食障碍的特征之一。在我病情最重的时候，人们每天都在质疑我的体重，问我是否得了厌食症，我把这当成是最大的赞美。你还可能有抵触情绪或更复杂的情感。不管怎样，我希望你尽量敞开心扉来阅读这本书。

写了本关于康复的书并不意味着我已远离进食障碍和忘了患病的感受。实际上，恰恰因为我的感受太深了，才如此投入地写了这本书。我知道进食障碍与不断的自我苛责、自尊的丧失和残酷的完美主义相伴相依，更知道深陷其中是什么滋味——我完全知道被 Ed 包围是种什么感觉。

我清楚"不得不保持苗条"的感觉。我目前正在对体形有极高要求的音乐方面追求职业发展。我拒绝了医学院的录取通知，选择在唱片录制方面一搏。大学毕业后，我离开了家乡得克萨斯州所熟悉的一草一木，独自一人前往美国音乐之城的纳什维尔去追寻梦想，这个梦想要求我不得不保持完美的体形。我放弃了做医生的机会，踏上这条没有任何保证的道路，结果是与进食障碍面对面。在纳什维尔，我发现多数成功的女歌唱家都很瘦。Ed告诉我必须得更瘦才行。直到今天，我仍然在与"表演者应该比世界上的每个人都瘦"的想法斗争。

我曾在生活中一次又一次地相信 Ed，总是情愿再给他一次机会，结果却只是一次次陷入更糟糕的境地。如今我已不再信他，并跟他离了婚，不过还是偶尔会走回头路。我还是一件未完成的作品，绝非完美，好在我已经明白了"完美"不是目的。

我清楚患有进食障碍是怎样的，也知道克服它要经历什么。在这本书中，由于我尽量使每个故事都简短，所以你可能会以为我的康复很简单。当我努力缩减故事时，看起来好像我经常会迅速战胜 Ed。例如，我可能在一个故事的第一自然段坠入苦海；而到了第三自然段，一切就都好起来了，生活好得不能再好。我向你保证，跟 Ed 的斗争从不是那么简单。虽然故事的第二段篇幅可能有限，却是大量辛苦工作的结晶，有汗水与鲜血，混杂着抑郁和绝望的愤怒与抵触，那可能由无数个康复路上辛勤努力的日子组成。康复绝非易事。

与 Ed 分离非常具有挑战性，而有时似乎就是不可能的。我只是不得不相信自己，并情愿一次次地失败，再找到力量重新开始。Thom 见证了我的反复，有时需要很长时间才能鼓足勇气再来，关键是，我每一次都做到了。文字不足以描述克服进食障碍是怎样的一个过程，你只有亲身经历了才会真正明白。

没有任何一本书或一种程序能一下子把你的进食障碍赶走。要从进食障碍中康复，你就必须得吃饭，必须停止暴食和呕吐，必须与 Ed 分离，重新或者可能是第一次认识你自己。康复是对生活的全新诠释，是积少成多、滴水穿石的过程。变化的发生需要时间，所以，好好训练你的耐心吧。

不要试图单靠自己去完成这个过程。我试过，行不通。想沿着康复之路走下去你就需要在周围建立一个支持系统。我的支持系统里有我的朋友、家人、治疗小组里的病友，还有我的营养师 Susan、我的内科医生 Tucker 博士，当然还少不了我的心理治疗师 Thom。有了他们的帮助，才有了我今天畅享的精彩生活。

我曾听说过这样一种说法："从外往里看，看不懂；从里往外看，说不清。"这是对进食障碍的精彩描述。没有进食障碍的人不可能理解它，而他们也没法指望我们这些患有进食障碍的人把它说清楚。在我的康复过程中，我和我的父母最终都认识到他们不可能明白 Ed 迫使我的所想和所做，而只有在我们都接受了这个事实后，他们才真正能够给我支持。他们常说的一句话是："我搞不懂，但我支持你。"我们不一定非要人们理解我们，只需要他们相信我们。如果我跟妈妈说我"觉得"自己胖，我并不需要她说服我相信自己并不胖。相反，我只是需要她相信我确实"感到"自己胖。她无法理解那种感觉，但她相信我有那种感觉。这就足够了。

康复过程中，有时很难看清自己的目的地在哪儿。这种新的生活方式似乎把你带到一条没有终点的道路上。就像 Tucker 博士所说："和终点相比，方向才是最重要的。"只要走在通向幸福的路上，何必在乎走到哪儿了呢？读这本书的时候，你就已经是在正确的方向上行进了。不用担心在路上拐错弯，只要我们在行进，每一次错误的迂回都是一次宝贵的经验。

同时，只要在行进，你就是在快乐、宁静和离婚（当然是与 Ed）的道路上了。这次离婚，你不需要高级律师、法官，甚至不需要有配偶（就像我开始所说，我从没有结过婚）。你不需要手指上有戒指才能和 Ed 离婚。你所要做的，就是翻过这本书的书页，还有你的康复、你的生活的每一页。当你翻到了看起来像离婚判决书的那一页时，时机就已成熟，签上你的大名，跟 Ed 做个了结。你，就自由了！

1

申请离婚

——与Ed分离

　　与 Ed 决裂的第一步就是学会划清我们之间的界限。我必须学会识别哪些想法是我自己的，哪些是 Ed 的。接下来还必须学会反对和违抗 Ed。这并不容易，需要大量的时间、耐心和不断尝试的意志。本部分会帮助你发现你与 Ed 之间的区别。尝试与 Ed 分离，你就迈出了跟他离婚的第一步。

独 立 宣 言

暴食—清除—节食，为什么我不能停止这一循环？为什么我不能像正常人一样吃饭？因为 Ed 在主导一切。我每天都试着想战胜 Ed，却总是以失败告终。无论多么努力，我仍然发现自己处在上述的恶性循环里。我常常发誓要戒除这些行为，却连一天甚至一个小时都坚持不住。

尽管我已经意识到和 Ed 在一起不可能有好日子过，但同时我也无法想象没有他的日子。因此，虽然多年以来我都在告诉自己要改变这一切，但内心深处其实一直明白自己还是会和 Ed 在一起。矛盾无可回避。我恨 Ed，想跟他决裂，可仍然有"一小部分我"不肯让 Ed 离开。

我对自己和对 Ed 给我的人生规划了解得越多，对他的谎言就越发地感到气愤。Ed 告诉我一个女人的美丽体现在她的体形和踏上体重计时的数字显示上。Ed 说曾经是美国美女象征的玛丽莲·梦露是个胖子，因为她的个头儿比今天的骨感模特要大。依 Ed 之言，我必须让自己的体形跟小时候玩的芭比娃娃一样。我曾听说如果芭比是一个真正的女人，由于身体的比例问题，她将不得不手脚并用才能行动。Ed 想让我向这种不现实的标准看齐。

Ed 说只要我把体重保持得足够低，就能完全掌握自己的人生；只要我足够小，就能把自己装进任何适合各种环境的盒子里；只要我占的空间不大，就不会碍任何人的事，这样所有人就都会喜欢我。当然，Ed 还告诉我，是他让我变得特别；没有他我将一无是处；只要和他在一起，他就会使我的方方面面都完美。

在 Ed 的谎言所带来的现实中活了足够久以后，在极度的挫败与悲哀之后，在达到谷底之后，最终我决定让 Ed 永远离开。为了表达与 Ed 分离的决心，我写下了与他决裂的独立宣言。我以美国的独立宣言为模板，惊讶地发现居然没多少字可改，似乎当年英国对美国这个殖民地的专制统治和 Ed 对待我的方式是一样的。在我的治疗小组上，我大声朗读了我的宣言，小组成员在上面签名作为对我的支持。在我尝试康复的旅程上，独立宣言是我第一次抱着坚定的信念与 Ed 决裂的标志。在作出宣言后，我每天仍然在挣扎，不同的是我承诺每次跌倒都要重新站起来，并坚守我的誓言。

今天我的独立宣言就挂在卧室的墙上，上面签着我的小组成员的名字。

写下我的独立宣言并跟他人分享，意味着我决心不再回头。我从此全身心地投入，走上与 Ed 离婚的漫漫长路。我知道那将是我所走过的最艰难的路（甚至有时还需要爬行）——但我也知道那将是值得的。事实正是如此。

我的独立宣言

在人类历史事件的进程中，当一位女性Jenni有必要解除其与Ed之间的桎梏，并按照自然法则和上帝的旨意在世间取得独立与平等的地位时，出于对人类舆论的真诚与尊重，要求她必须将不得已而独立的原因予以宣布。

以下真理是不言而喻的：人人生而平等，造物主赋予他们某些不可转让的权利，其中包括生命权、自由权和追求幸福的权利。无论何时当Ed侵犯了这些权利，Jenni都有充分的正当性去摒弃他，并走上康复之旅，旅程中以最大限度地保障安全和幸福为原则。当虐待性的行为连绵不断，证明Ed追求的目标是企图把Jenni置于专制主义统治之下时，Jenni就有权利，也有义务推翻Ed，并为未来的安全着想而走上康复之旅。被Ed统治的历史就是一部反复上演的被伤害的历史，所有行径的直接目的就是要在Jenni身上实现专制的暴政。为了证明这一点，特将事实陈诸于世：

- Ed在长时间内禁止Jenni寻找快乐。
- Ed造成了大量的暴食与清除的循环。
- Ed不但蹂躏Jenni的生活，也伤害了她周围的人。
- Ed与"完美主义"勾结，让Jenni表现得表里不一。
- Ed令Jenni的内心躁动不安。
- Ed隔绝了Jenni的情感。
- Ed不允许Jenni有自己的思想，统治了Jenni的世界。
- Ed剥夺了Jenni的食物。

● Ed夺走了Jenni的感情，磨光了她最具价值的道德感，从根本上改变了她的价值观。

在上述高压政策的每一阶段，Jenni都曾卑微地请求予以纠正。她反复的请求得到的回应却是一次又一次的伤害。所以，Jenni必须承认有必要宣布自己的独立，并把Ed视为敌人。

因此，Jenni隆重地宣布她自由、独立了；她已经解除一切效忠于Ed的义务，从此完全断绝并必须断绝与Ed之间的一切联系。作为自由独立的女性，她享有全权去吃、去享受平静的生活，以及做其他一切独立的个体有权做的事情。为了拥护此项宣言，Jenni怀着神明保佑的坚定信心，以她的生命、财产和神圣的荣誉，与她的小组成员互相宣誓。

划 清 界 限

记得在一次晚上的小组治疗里，Ed 真是沮丧透了。Julie 说周六晚上不带 Ed 去剧院了，Lisa 最终决定下次不让 Ed 进自己家门了，而 Kelly 则决心以后小组结束后不再让 Ed 送自己回家了。每个人都在与 Ed 决裂的道路上迈进了一步——除了 Eileen，一个羞涩的、第一次参加小组的成员。在这次治疗时段结束时，她满脸疑惑地环顾我们问："谁是 Ed？"

没人向 Eileen 解释过，Ed 就是我们每个人的进食障碍。在整整九十分钟的治疗时段里，她把 Ed 想象成了一个跟我们每个人都约会的献媚者。我经常忘记对于初来者来说，"Ed"会是多么奇怪的一个概念。事实上，对于我来说，和 Ed 分离一直有困难。毕竟，我和 Ed 形同一人已经有二十多年了。

我还记得在小组里第一次与 Ed 分离的事儿。我当时正在抱怨那周过得多么糟糕，并开始哭泣。没有人给我递纸巾，取而代之的是，Thom 递给我一个仿真的 Darth Vader〔星球大战中邪恶的大反派〕的面具，认真地叫我戴上它。我搞不懂他想干吗，但是我在这个小组里看见过更奇怪的事，于是就照做了。我的头全被这块黑塑料罩起来后，Thom 让我假装成 Ed。更特别的是，他让我扮成 Ed 直接对 Jenni 讲话。这实在是小菜一碟，冒出来的话都是我听了整整一个星期的："Jenni，你真胖。你永远都不会康复。你未来的人生会一直很悲哀。"然后，我摘下面具，扮演 Jenni 的角色——与 Ed 脱离。这回可难了。在小组成员的轮番鼓励下，最终我说："Ed，你是个骗子，你只是想操纵我，我要离开你。"通过这次角色扮演，我开始看到、听到、感觉到 Ed 和我之间的区别。

从那一刻开始，不论何时，只要我在小组上发言，就会有人问："现在是谁在说话，Ed 还是 Jenni？"我开始意识到，Ed是如此频繁地通过我的嘴表达他的想法。有时我会拿出面具，以帮助我跟 Ed 划清界限。事实上，这个面具现在已被挤到治疗室一个架子的后面去了，Ed 再也不是我生活的前沿与中心。

反对与违抗

刚开始康复治疗时，我和 Ed 之间的典型对话就如下面所列：

Ed：你不该吃晚饭。

Jenni：知道，我不会吃的。

我同意 Ed 说的，并且服从他。在经历了几个月艰苦的努力后，我们的对话变成了：

Ed：你不该吃晚饭。

Jenni：不对，我应该吃晚饭，可我就是不能吃。

尽管我反对 Ed，但我还是得照他说的去做。今天，我和 Ed 的对话则是下面所说：

Ed：你不该吃晚饭。

Jenni：不对，我应该吃晚饭，而且我会吃。

努力的最终目标就是反对 Ed 的想法，并违抗 Ed 的指令。

在你练习与 Ed 分离的同时，就是在为自己的想法留出空间——创造一个反对 Ed 的机会。反对 Ed 的念头对你来说可能很可怕或不现实，考虑到 Ed 在你生活中的统治地位，有这些反应是很自然、很容易理解的。但只要你坚持把自己和 Ed 分开来看，你就会慢慢学会区分什么是 Ed 说的，什么是你真正的想法。你将意识到认为你该暴食然后清除的那个人是 Ed 而不是你自己。你会发现真正的自己是想要摒弃这些行为和变得健康的。Ed 想让你暴食和清除，而你自己想好好活着。

如果你不能立即反对 Ed，也不要担忧。这个过程花费了我好几个月的时间。在我真正地觉察到我和 Ed 有分歧之前，我不得不仔细推敲什么是我生活中真正想要的，并与 Ed 的目标进行比较。我不得不反复练习"承认有分歧"，并慢慢学会把自己的想法大声说出来。假以足够的时间和耐心，你也能够做到反对那些日夜缠着你的消极惯性思维。

在适应了反对 Ed 的感觉之后，下一步就是违抗他的指令。我发现违抗 Ed 远远比反对 Ed 更难。在我反对 Ed 说的话之后，我还是会照他说的去做，我仍然暴食—清除—节食。如果 Ed 告诉我别吃晚饭，我知道他是错的，我知道我的支持团队中的每一个人都想让我吃晚饭，但是我还是做不到。我打不破原来的行为习惯。但是，在不断反对 Ed 的同时，我对自己的了解越来越多，也变得越来越强大，从进食障碍中独立出来的感觉也越来越强。滴水穿石，我最终可以违抗 Ed 的指令了。

如前所述，努力的终极目标是反对并违抗 Ed。因为我们没有活在一个完美的世界，这个终极目标在某些时候是无法实现的。尽管如果能永远做到反对并违抗 Ed 将是最完美的，但那并非成功康复的唯一途径。如果我们虽然同意 Ed 的看法，却依然能违抗他的指令，那也不失为康复实践中的精彩一幕。举个例子，即使是现在，有些时候我和 Ed 的对话也会是这样的：

Ed：你够胖了。今天别吃饭了。

Jenni：你说得对。我今天也觉得自己胖，但我还是要吃饭。

有时，当 Ed 说我胖时，我是同意的。但是只要我仍然选择违抗他的指令，我就还是在康复的道路上挺进着。注意：尽管同意 Ed 的看法并不一定阻断你的康复进程，但是顺从 Ed 的指令则不然。

当 Ed 跟你说话时，要尽量把自己和他区分开，反对他的说法，违抗他的指令。但在某些时候，你最多只能做到违抗 Ed 的指令。那意味着你不是完美的，同时也意味着你仍然在通向自由的旅途上前进。你终将到达终点。

Ed的法则

　　我走进电梯的时候里面已经有三个人了，现在电梯里就一共有五个人了。是的，我确实是说五个人——Ed 一直在我身边。电梯门一关上，我们抬起头，Ed 在我耳边私语："祝贺你，Jenni，你是电梯里最瘦的人。你今天真的很特别。"电梯在三楼停下，一位非常瘦小的女士进来了。

　　Ed 立刻说："Jenni，那个女人比你还瘦。你真是个大块头，你太放纵自己了。"从一层到三层，我感觉自己好像一下子重了二三十斤。你坐电梯的时候体重会增加吗？如果你会，你就一定熟悉 Ed 非常钟爱的法则之一：无论何时何地，你必须一直是最瘦的那个人。

　　Ed 的法则遍布生活每个角落。有的是衣柜法则：你的"紧身"牛仔裤穿在身上得显得宽松；在你暴食的日子里必须穿松垮的衣服。有的是餐桌法则：不论在什么场合，你都要比你身边的人吃得少。你们的 Ed 可能会有些不大一样的法则，但有一件事是确定的——他有法则，并且要求你遵守他的法则。

　　如果你不服从 Ed 的法则会发生什么呢？当我不听从他的指令的时候，他就会说我是个一文不值的人。他说："如果你不按照我说的去做，你就永远不会成功；你一生都会被人看不起；你会永远都看不到自己的潜力所在。"

　　另一方面，如果我听从 Ed，照他说的去做，他就告诉我："你真的很特别；你在做'普通'人做不到的事；你是成功的；如果你坚持听我的，你的人生将会很精彩；一切会在你掌握之中。"事实上，你必须得记得究竟是谁在掌控一切——Ed。

当你开始试着与 Ed 分离的时候，你要首先认清 Ed 的法则，这很重要。你必须有能力区分开 Ed 给你制定的标准和真正适合你的健康标准。你必须认识到 Ed 的法则毫无道理可言。例如，很多 Ed 的法则是自相矛盾的，他今天告诉你别碰冰淇淋或饮料，明天就会说，"吃一加仑的冰淇淋，再喝三听饮料，尽量地吃，直到你吃恶心了。" Ed 的法则就是为伤害我们而设计的。

在能够识别生活中 Ed 所设置的法则后，你必须尽力去反对和违抗它们。即便有时 Ed 的某条法则看起来几乎无可辩驳，你还是得努力违抗它。如果你能打破他的法则，无论是哪一条，都意味着迈出了远离他的一大步。违抗 Ed 说明你在朝着正确的方向行进，别以为这是容易办到的。

如今 Ed 对我还是老一套，只是我再也不听他的了。今天我的所作所为是靠自我力量和积极的自尊感发动的。在餐厅用餐，我点自己真正想吃的东西；穿衣服，我以感觉舒适良好为度；坐电梯，我也不再会增加体重了。

完美小姐

尽管我请 Thom 为我做的是"个别"治疗，可每次会谈时他的办公室里都坐了一屋子的人。事实上，他办公室里每一个能坐的位置都被占据了。当我和 Thom 坐在软面治疗椅上时，Ed 躺在了长椅上，而完美小姐则以她完美的坐姿坐在那把直背扶手木椅上。

知道吗，Ed 有很多同僚。Thom 把其中一个叫做"应该怪兽"，它告诉我生活中该做什么不该做什么；我还经常听到"时间记录员"的声音，他紧盯着我如何度过每一分钟——想确保我的每一时刻都富有成效；我还听到完美小姐的声音，她屈尊和"时间记录员"站在一条战线上，承诺把我变得完美。

对于完美小姐来说没有什么是足够好的。她坚持要我在大学里的平均成绩保持在 4 分以上；她想让每个人都喜欢我；她敦促我不要犯任何错误。我终于认识到完美小姐一直强加给我的那些不可能实现的目标并没能让我在任何方面更优秀，却只是令我崩溃。就如同与 Ed 的分离，我已经学会如何与完美小姐分离了。

在治疗中，我开始从她的声音里区分出我自己的。通过与她分离，我学会了如何放松自己。我了解到其实是完美小姐——而不是我——想让我变得完美。当我还在与完美主义的各种面目斗争的时候，我认出她并与她对话。最初，我们的对话是这样的：

完美小姐：Jenni，你不能参加今晚的聚会。

Jenni：为什么？我所有的朋友都去，我实在也很想去。

完美小姐：你不能去，因为你今天暴食了。你今天并不完美，没有资格去。况且，你太胖了。

Jenni：你说得对。我没资格去，而且，我太胖了。

开始时，我能做的仅仅是把自己跟完美小姐分离开，我能区分她的声音和我的声音，但是我仍然同意她说的，照她说的去做。今天我们的对话变成了这样的：

完美小姐：Jenni，你不能参加今晚的聚会。

Jenni：我要去。我所有的朋友都去，我也很想去。

完美小姐：你不能去，因为你今天暴食了。你今天并不完美，没有资格去。况且，你太胖了。

Jenni：我今天确实暴食了，但是并不意味着我就要剥夺自己快乐的一晚上。而且我不胖。

在我和完美小姐之间进行过无数次的对话（就像我和 Ed）之后，我才能做到不仅与她分离，还违抗她并为自己而活。

即使是现在，我在治疗中跟 Thom 谈话的时候，完美小姐还喜欢不时地扔点儿已经不值钱的东西出来。如果 Thom 说我做得很好，她就说我应该做得更好；如果我为自己近期康复中的胜利欢欣鼓舞，她就说我本来可以完成得更早些。我确实不完美，但我在治疗中学到——我不必完美。

不必完美，必要的是坚持。每一天我所要做的就是脚踏实地步步向前。慢慢地，我用坚持取代了完美主义。毕竟，无论是在康复中还是在生命中，只有坚持才会有回报。忘掉完美吧！

获 得 支 持

如果你在和癌症斗争，你会一个人努力吗？你会拒绝看医生以证明你自己能救自己的命吗？你会向你的家人和朋友隐瞒自己的病，拒绝他们的支持吗？当然不会。你会征集招募所有你身边的支持来帮助你打败威胁生命的疾病。

你的 Ed 就是一种威胁生命的疾病。你有支持队伍吗？如果你的答案是肯定的，那就太棒了！一直伸出你的手，支持再多也不嫌多。

如果你还没有你所需要的支持，你的想法很可能跟我刚意识到自己得了进食障碍时一样——我不想成为身边人的负担，我感到羞耻、尴尬、害怕。我不想让任何人知道我是不完美的。如果不能靠自己解决这个"小"问题，我就会觉得自己太无能了。毕竟，生活中其他事都是我自己做的，这件事又有什么不同呢？

因此我走进书店，买下所有我能找到的有关进食障碍的书籍。我在网络上彻底搜索资料，了解到了各种有意思的事实和数据。我确信我能拯救自己。

我错了。在改变进食障碍的行为上我几乎一点进展都没有。在没有人可倾诉和交流的情况下，与 Ed 的分离显得异常困难。我把一切藏在心里，直到发现自己快要崩溃了。我看着自己的生活在眼前一点一点地瓦解。我越是与 Ed 孤军对抗，他越是把我紧紧地掌握。最后我还是决定说出来，虽然不得不冒体验羞耻和尴尬的风险，不得不冒丢掉完美形象的风险，不得不冒成为别人负担的风险。因为此外唯一的选择就是和 Ed 一直走下去，走一条可以预见的毁灭甚至死亡之路。

当我决定把秘密告诉 David——我那时的男友时，我发现我说不出来。我歇斯底里地哭，却一个字也说不出来，羞愧难当的我甚至不敢看他的眼睛。于是我把一本关于进食障碍的小册子藏在起居室沙发的一个靠枕下，然后回到卧室，把自己蒙在床上的被子里，告诉 David 去看那本册子。这就是我告诉他的方式，因为我说不出口。

接下来要告诉的人就是我的父母。又一次，我发现自己还是处在无法说出口的境地。所以 David 替我告诉了他们，而我就站在他的身边哭泣。在与 David 和父母谈过之后，我决定自己需要专业帮助。搜索并找到一位我的保险能支付的进食障碍治疗专家实在是一项乏味而繁琐的工作。尽管需要付出大量的努力，我还是强力推荐你们从高品质的专业医护人员那里寻求帮助。

现在我有一支庞大的支持团队，没有他们我不可能走到现在。在我第一次正面 Ed 时，他们一直站在我身后；在我需要时，他们把希望和鼓励用言语传递给我；在我倒下时，他们帮我站起来（他们今天仍在这么做）。奇怪的是，我发现没人把我当做负担。事实上，在给了我支持的同时，他们的自我感觉也特别好。我还超越了自己的羞耻感，因为没人把我当做应该感到羞耻的人来对待。我的支持团队告诉我，他们欣赏我寻求帮助的勇气，我令他们感到振奋和鼓舞，他们为我感到骄傲。

你不必只身面对 Ed。如果你害怕伸手求援，那就慢慢来：把你的进食障碍只告诉给一个朋友，感受从他 / 她那儿获得的支持；再想象如果有更多人跟你站在一起会是什么感觉；然后开始从其他值得信任的人那里寻求帮助，去看一位进食障碍的治疗师或营养师。一切可以按照你的节奏来，但最终必须建立起这支队伍，因为没人能单独完成这个任务。

不是随便什么人都行

我不是随便什么人都往支持队伍里拉的，当然不！我并不想随便让人在我的康复中扮演如此至关重要的角色。那么猜猜看，我选择了谁？最早我选择了一个完全迷失在自己的酒瘾问题中的朋友，他连自己都照顾不了，我当时却确信他能支持我找回健康；接下来，我选了一个只约会过几次的家伙，他对曲棍球的关心要远远超过对我；最后，我选了一位对我的康复倾注了全部热情的朋友，条件是必须每件事（千真万确是每件事）都得听她的。

先说说那个对康复不感兴趣的酒瘾者 Michael 吧。一天晚上，我旧病复发，感到很沮丧。我来到 Michael 门前，门一开我就看出他刚喝过酒。

我坐到他的沙发上说："我感觉糟透了，我又犯病了。我觉得我做不到，我的进食障碍好不了了。"

他回答："你没有进食障碍。你一点问题都没有。在非洲挨饿的人才有问题。"

我说："哎，我真的觉得自己有问题。我确实有进食障碍，你该看看我是怎么对待食物的。"

"管它呢，"他说，"很简单，你只需要每天吃三顿饭，没什么大不了的。你没见过真正的问题是什么。"

我没有心情向这位朋友证实我患有进食障碍，证明这种疾病真的能危及生命，所以我走了。我钻进车子坐下，头埋在方向盘上，哭了。

接下来说说 Jesse——我当时约会的那个关注曲棍球胜过其他一切的家伙。一个午夜，我真的对康复感到很悲观，所以我拿起电话拨通了他的号码。

"我现在真的感到很绝望，"我说，"我都不知道自己是不是还有劲儿跟进食障碍斗下去。"

"你猜怎么样？我们赢了今晚的曲棍球赛。我得了 3 分。这是我有生以来最精彩的比赛。"他说。

我问道："你究竟听见我说什么了吗？"

"你真该看到我的第一个进球，观众都疯狂了，太酷了。"

我马上说了声再见，挂断电话，走向冰箱去暴食。

最后说说 Denise 吧，一个"精确地"知道我该为自己的康复做些什么的朋友。一天我们一起去吃午饭，我按照自己饮食计划的要求点了餐。

Denise 很快地说："我认为你不该点那个，烤鸡三明治应该更适合你吃。如果你不尝试做正确的事，你就永远不可能好起来。"

"但是，Denise，"我说，"我的营养师说这样点餐是最适合我的了。"

"谁是你的营养师？真不知道她是否明白自己在说什么。我觉得你真该听我的。"她回答。

在整整一顿饭的时间里，Denise 都在明确地表示她对我的选择很不满，而我应该听她的。

如你所见，把这三个人称为支持团队是不是有点儿太"那个"了？幸运的是，那会儿我的支持团队里确实有几个真正能帮到我的人，他们是 Thom、Susan 和 Tucker。

我去了 Thom 的办公室，告诉他在专业医疗机构以外找到帮助我的人很难。我讲了 Michael、Jesse 和 Denise 的事。

"Jenni，" Thom 说，"你需要更谨慎和明智地去选择，真正能支持你的人身上需要有一定的品质。"

接着，Thom 详细谈了那些品质，嘱咐我在我的支持团队候选队员中寻找它们。这些人必须真正关心我这个"人"；他们必须富有同情心，懂得倾听；他们必须意识到在康复的过程中并不需要告诉我做什么，反之，他们要做的是和我一起努力达到我为自己设定的目标；这些人必须有弹性，知道康复是一个循序渐进的过程；他们必须是我在最低潮的时候能够很自然地去求助的人；他们必须是在那些时刻确实能帮我一把的人。

我离开 Thom 后开始认真思考谁将是我新的、改进过的支持团队的成员。很明显的选择就是在我的治疗小组中的那些姑娘。我选择了 Emily，是她邀请我参加的第一次团体治疗。我还选择了我的家人，告诉他们我不需要他们明白我正在经历些什么，我只需要他们听我说，相信我，爱我。我逐一问他们哪些时候不适合打电话给他们，这样我就知道半夜时如果需要可以给谁打电话了。我决定每天都与我支持团队的人保持联系。

如今，我已经看到一个优秀的支持团队给我的康复带来的影响。如果没有这些我赖以获得支持的人，就没有今天的我。

当你要选择支持团队的成员时，想想在你感到灰心时需要具有怎样品质的人来支持你，想想哪些是生活中真正关心你、关心你的康复的人。不是随便什么人都指望得上，不是随便什么人都能牵着你的手走过人生这一段最艰难的旅程。不是随便什么人都行！

Ed的其他新娘

Thom 在说些什么？他一直提到离婚，可我根本都还没结过婚（我当时甚至怀疑究竟我们俩当中的哪一个需要治疗）。把我的进食障碍看做——如果确实是进食障碍的话——一个叫做 Ed 的家伙好像很荒唐。Thom 不断地说，"跟 Ed 分开"，"跟 Ed 离婚"。他可真够烦的，我怎么能跟不存在的人分开呢？

刚开始治疗时，我否认了与 Ed 的关系。我知道我的生活不对劲儿，我也知道当涉及食物时我的行为很奇怪，但就是无法相信自己遇到了严重的问题。我知道看一位有着十五年以上进食障碍治疗经验的专科医生和一位来访者都是进食障碍患者的营养师是我自己的决定，我当时还在参加一个女性厌食/贪食的治疗小组，但是我并不确定这一切是为了什么。我对自己说："为什么把所有的钱和时间都花在治疗上？我其实没什么问题。"我一遍又一遍地问每一个专家："你们真的认为我有进食障碍？"他们都点头说："是。"但我还是没有被说服。毕竟，我所有的进食行为对我来说都习以为常了，我一直都是这样。另外，我还确信自己没有瘦到进食障碍的程度。

我读了一本又一本有关进食障碍的书。在最初的几页，作者都会列出进食障碍的诊断标准。不知何故，我总是用这些标准来否认自己得了进食障碍。这个标准明确指出了暴食症一周内的暴食次数，我认为我还不到那个程度。这个标准还指出究竟瘦到多少才够诊断厌食症，再一次，我认为自己还不够瘦。

　　于是，我发现自己置身一个奇怪的新世界，身边的人都在告诉我跟一个我甚至不知其存在的家伙离婚。没有人能让我确信自己患上了进食障碍，但是我的支持团队却说服了我继续我的治疗。Thom 对我说："好吧，让我们先假设你没有进食障碍。那么，所有这些治疗可能造成的最坏的结果是什么？"当然，答案是即使我没有进食障碍，在治疗中我正在学会如何照顾自己，正在学习了解自己，并且慢慢健康起来。是这些说服我继续着我的治疗，治疗一种我自己都不确定是否患上了的疾病。

　　我无法准确描述那些时刻——第一次认出 Ed；第一次正视他的脸，知道那双眼睛从 4 岁起就开始折磨我；第一次意识到自己不是一个单身女人。这是一个渐进的过程。

　　今天，我坐在治疗小组的圈子里，看着 Ed 的其他新娘。她们声称根本不知道这个家伙的存在，但我眼中的情景却是那么生动——Ed 坐在她们每一个人身边，握着她们的手，有些时候，有的人就坐在 Ed 的腿上，我甚至看到 Ed 带着一些人在治疗室里进进出出。我看得到，但并不试图说服她们。我知道早晚她们会感到 Ed 在她们颈上的呼吸，有一天她们会在镜子里瞥见他，看到手指上的结婚戒指，但不是现在。今天，Ed 的其他新娘还是单身女性——正在怀疑她们为什么要同一群患有进食障碍的女孩坐在一间屋子里——就像过去的我一样。

真实的价值体系

整整一个星期，我正常吃饭并参加了所有的治疗会面，一切良好。就在这时，Ed 跳出来，说服我去暴食、清除——而且不告诉任何人。

Ed 说："你明晚在治疗小组里必须说谎，告诉别人你进行得很顺利。"完美小姐插嘴说："这样他们就不会认为你是个失败者。"

Ed 接着说："因为我不允许你明天吃饭，所以你就不能和你的朋友去饭店一起吃午饭了，随便找个借口跟她取消约会吧。你妈妈打电话询问你近况如何时，你也要对她说谎，就说你做得特别好，不可能更好了。"

Ed 想让我对我最亲近的每一个人说谎。

我想起在治疗中学到的方法——将生活中自己的价值体系与 Ed 的价值体系作比较。我发现 Ed 和 Jenni 在生活中所持的价值观完全不同，在 Ed 看来，对朋友和家人说谎绝对没问题，可对 Jenni 来说，这种不诚实让她自己很难受。当然，过去我一直是 Ed 怎么说就怎么做，然后为了包庇他又对所有人说谎。但是现在我知道说谎与我自己的价值观是相违背的。

所以，尽管 Ed 想让我就最近的复发说谎，我还是决定按自己的价值体系行事。我告诉了每个人关于我的近况的真相。通过诚实，我得到了重返正途所需要的支持。

说谎只是 Ed 和我的价值体系间的差异之一，另一点重要的差异就是对"瘦"的估价。Ed 认为我的身材比内在的东西更重要，我的自我价值是由是否能够穿进一条特别瘦的牛仔裤所决定的；而扪心自问，我知道瘦并不比其他的东西更重要，我并不以貌取人，当然也不应该"以貌取己"。当我按自己的价值体系生活时，我珍视的是我这个人，而不是秤上的一个数字。

Ed 的价值体系还允许我暴躁粗鲁地对待那些妨碍他的人。当我处于 Ed 的影响之下，我会说出那些平常我不会说的话。有一次我对我的营养师 Susan 大叫，"我恨你！"她正在妨碍 Ed 给我订的生活计划，所以他怂恿我喊叫并且说出一些根本不是我本意的话。我的价值体系不会让我冲着营养师喊叫，因为自重和尊重他人是我一贯的待人方式。

当我第一次学着把 Ed 的价值体系跟我自己的分开时，事实令我震惊——我几乎总是活在 Ed 的价值体系里，当 Ed 需要时，我会去说谎、作弊，甚至偷窃。看到 Ed 对我的生活造成的深刻影响——不，是控制——真的让我怒火中烧，我为自己那么多次地听命于他感到羞愧。不过我意识到虽然自己确实做过一些令人不齿的事，但没必要沉湎于羞愧中，因为我真正秉持的价值体系仍旧完整而牢固。我只需要努力让它在我的日常生活中做主——尤其是当 Ed 在我周围的时候。

经过多少次的实践和挫折，我已经学会用自己真正的价值体系掌控生活。我的内心更加平和，因为我不再生活在矛盾之中。现在我照镜子，很高兴看见镜中回视我的人，那不再是 Ed，而是我自己。

不管代价有多高

一开始，当 Ed 敲我的门时，我会打开门让他进来。他总是保证说就待一小会儿，却从不守信。我不会主动要他离开，于是他想待多久就待多久，而后走出门，留下一片狼藉的房间和疲惫、沮丧而绝望的我。我会发誓再也不让他进门，可到了下一次，我又会想"这一次会不同"，但是事实是，这一局面从来没有改变过。

终于，在治疗的帮助下，我不再张开双臂邀请 Ed。起先，我只是更加小心。当 Ed 敲门时，我还会回应，但仅仅把门打开一条缝。随后我很快意识到，有了这一条缝，他就会把门完全推开并肆意践踏我的世界。

所以最后我根本不开门。事实上，现在我家门上有四把结实的"防 Ed"锁。再不能从门进来后，Ed 开始潜伏在我窗户的周围，试图从那里溜进来接近我。结果，我让房东给所有的窗户逐一都加装了锁。现在我整个家都是"防 Ed"的。

你以为 Ed 会就此罢手吗？当然不。他决定用电话联系我。我立即开通了来电显示以识别他的电话。当 Ed 拨打我的号码，来电屏幕显示的不是简单的"Ed"，而是他试图伪装成的"压力博士""我是痛苦"或者"Ery 女士"。但我总能知道那就是 Ed，而不会接起电话。

Ed 下一步会做什么？他当然是注册了电子邮件账户。起先，我很容易地识别出他的邮件，地址是 ed@aol.com。但他很快更改了电子邮件地址，此后我就经常接到主题是"想我吗""提醒：

你很胖"和"10 天内减掉 10 斤"之类的邮件。最后我找到了一个很棒的过滤软件，能很容易地把这些垃圾邮件直接清除出去。但愿 Ed 不要再把我放进他的密友名单而发即时信息给我。

但是 Ed 是不会轻易放弃的，他没准儿真会那么做。如果那样，我会采取必要的措施再次将他赶出我的生活。我乐意做任何能够将 Ed 逼进绝路的事，正因为有这样的努力，我现在很好。而我知道放松警惕或停止积极防御是要不得的，Ed 会趁机反扑。

我不知道在你关上大门后 Ed 会想什么办法溜进来。他可能尝试窗户或者甚至是烟囱，他还可能尝试经由邮递员来拜访你。如果你收到一封来自 Ed 的信，就把它当成装着炭疽杆菌或其他生化武器的包裹来对待，因为 Ed 和那些东西一样威胁着你的健康。要千方百计跟 Ed 分开并保持住。

实在不行，你还可以去弄一张拘捕令。毕竟，警察们擅长跟 Ed 这样蔑视生命的罪犯打交道，也许他们甚至会判他入狱一段时间。但是即使这样，你还是得小心——你猜 Ed 会用他监号的分机给谁打电话？

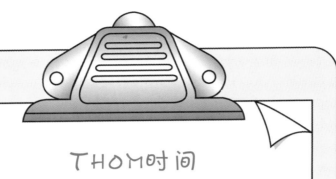

THOM时间

1. 独立宣言

Jenni 的独立宣言标志着她康复中的一个转折点。小组中的每个人在宣言上签字并不会让她自动停止暴食—清除—节食的循环，但是从那以后她再也没有忘记自己的目标——过一种没有 Ed 的充实的生活。

写下属于你自己的独立宣言。你可以用 Jenni 的主意，把原版独立宣言当做模板，也可以用别的方式写。相对于写来说，如何写并不那么重要。

把宣言跟你的支持团队分享，让他们和你一起签名。你会需要他们所有的支持和鼓励的言语，因为这份宣言仅仅是个开始。这是个艰巨工程的开始，这个工程将收获一个美好的结局——远离 Ed。

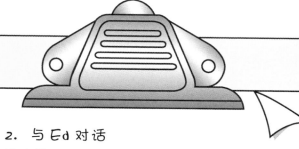

2. 与 Ed 对话

这个练习需要两张椅子。两张椅子相对摆放，间隔大约 90 厘米，指定一张椅子给 Ed，另一张给你自己。坐在 Ed 的椅子上时，你就是作为 Ed 在讲话，要做一个彻头彻尾的 Ed；在你自己的椅子上，就要做你自己——与 Ed 分开。开始阶段通常会很难，我的患者常常不大了解在 Ed 之外的自己是什么样的。但是我保证通过练习，你自己的声音会越来越有力。

从任意一张椅子开始这次对话，注意记住哪张椅子是属于你"自己"的。比如说，如果你正坐在"自己"的椅子上，而 Ed 却在你心里作祟，那么就换到"Ed"的椅子上大声说出 Ed 的话。这可能看起来很奇怪甚至疯狂，但事实上我们每个人都会自己跟自己说话，我们只是需要更为清楚地明了这个过程。

继续两张椅子间的转换，直到你确定已经体

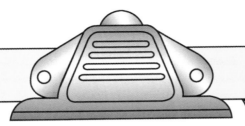

验到了与 Ed 分离开的自己。在接下来的一周里找时间多练几次——例如，在你感到陷在进食障碍中无法自拔的时候练一次，在你感觉很好的时候再来一次。掌握这个练习会帮你清晰地意识到自己是在哪儿停下，而进食障碍又是在哪儿开始的。下面是你和 Ed 之间一次可能的对话示例：

　　Ed：你到底为什么做这个愚蠢的练习？你不需要任何帮助。

　　你自己：我只是再也不想有这么糟糕的感觉了。

　　Ed：那就别再看那本无聊的书，听我的就行了。有我，你是特别的；没有我，你就一无是处。

　　你自己：（没有回应，沉默地坐着。）

　　Ed：这就对了。别跟我斗。我会照顾好你的。

　　你自己：现在我可能没有足够的力量跟你斗，但是早晚有一天会有的。

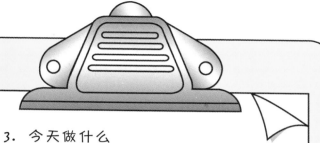

3. 今天做什么

在每天的日记里写下以下问题的答案来练习与 Ed 的分离：

- 今天 Ed 想让我干什么？

- 今天为了康复我需要做什么？

简单并不等于容易。正如值得学习的任何事情一样，它需要全心全意地努力实践。坚持做下去，学会辨别 Ed 的声音和你真正的声音将是你康复的基础。

2
跟食物无关吗?!

——食物是如何被卷入的?

　　专业人士告诉我们进食障碍主要是自尊感低下和自我苛责惹的祸，而非食物。然而食物是康复过程中不可或缺的一部分，为了从进食障碍中恢复，说到底还是得停止暴食—清除—节食这个循环。第二部分将帮助指引你与食物建立健康的关系。

晚　餐

与 Ed 共进晚餐是一个龌龊的约会。他甚至比一个带我去昂贵的餐厅吃饭却不带钱、信用卡，也没有其他方式可以买单的家伙还要恶劣（我带的 20 美元不够付账，餐厅的服务员因此不让我们走，直到那家伙的父母赶到餐厅来付了账）。Ed 不仅从来不付钱，还很跋扈且从不闭嘴。当我还在进食障碍中挣扎时，餐厅中代表性的一幕如下：

我注视着大大的菜单并问自己，"该点些什么呢？"

Ed 误以为我在问他，于是回答，"如果你一定要吃，就从那些带红心标记的低脂主菜里选一道吧，无论如何，必须保证比你的朋友点的菜热量低，这样你才能证明你能比她更好地掌握生活。"

当我的朋友点了我从来就不能吃的芝士汉堡和炸薯片后，Ed 说，"那些脂肪都会长到她的屁股上。"

"我能来一份低脂的鸡肉配烤土豆吗？"我问。

Ed 说，"很好，但是烤土豆上不能加黄油、奶油、奶酪或者培根。要是服务员和你的朋友都觉得你是个怪物，你就跟他们说你喜欢原味的。"

等待上菜的过程是最痛苦的。我很饿，因为 Ed 从不允许我在要出去吃饭的那天吃其他东西。我脑子里想到的全是食物，根本无法集中注意力与朋友聊天，所以只能不时点头和不断说"嗯""啊"。

Ed喜欢对我的朋友吃进了多少脂肪发表评论:"她蘸着番茄酱吃炸薯片,难道她不知道番茄酱里的热量有多高吗?把那些多余的热量加在食物里能有什么意义呢?"

除了评论我朋友的饮食,Ed还精确地告诉我该吃什么以及如何吃。他说,"鸡肉可以吃一半,但必须把那些长肉的酱汁刮干净;把烤土豆切成两半,一半儿藏在餐巾下,另外一半儿咬几口就可以了。"

当服务员清理桌子时,Ed恭喜我,"你成功了。你已经吃过了,但你的胃还是空的。想想看,如果你把那个油腻的汉堡吃了会变得多胖!为你自己感到骄傲吧,Jenni,你控制得真好!你那可怜的朋友根本做不到。"

在那样的一幕中谁才是真正的控制者?肯定不是我。今天,就餐是一种简单而享受的经验,我可以在餐桌上和大家聊天,没有人会因为摄入热量最低的一餐而中奖。有时,Ed会在餐厅出现,告诉我有一些食物不可以吃。上周,他想阻止我点我最喜欢的食物——菜单上的第四条。我该怎么办?我点了第四条。食物非常美味,而自由的滋味更是绝妙。

真　实

"你好，"我给治疗小组里的一位女士 Heather 打电话，"我是 Jenni，你今晚有空帮我个忙吗？"

Heather 回答，"当然，怎么了？"

"我正在写我的书里非常重要的一个章节，就是即使你此时此刻唯一想做的事就是去吐，也不要去。我想听听你在这方面的想法。"

我们谈到在暴食或甚至只是吃了点儿东西之后不去吐掉有多难，聊了一会儿，Heather 最终承认了一件事。

"你肯定不信，就在你来电话时，我正把一包薯片收起来。我刚刚暴食完，现在唯一想做的事就是去吐。"

因此，我问道："你现在仍然想这样做吗？"

"Jenni，我不得不吐，"Heather 回答，"我必须把我刚吃的每样食物都清除干净。我必须做。"

Heather 错了。她那晚并不是一定要吐，而且也没有吐。相反，我们聊了大约一个小时，我们谈了为什么吐看上去是唯一的答案，谈了如何将她的思想跟 Ed 的分开，还谈了她对未来的期望。

"Heather，"我说，"Ed 想让你马上去吐，但是 Heather 想让你干什么？"

Heather 迟疑了几秒。后来她告诉我当时她在看自己腕上的一个手环。她把上面的字念出来作为对这个问题的回答——真实。

她接着说，"Heather 想要真实。"

Heather 解释说这是她最喜欢的一位教授常常用来激励她在康复中继续前进的词。她说，"每次我去见医生前，教授都告诉我要诚实，做真我。她告诉我如果我能做到真实，我就能康复，就能甩掉 Ed。"

"那今晚你要怎样做才是真实的？"我问。

Heather 知道问题的答案，但她完全不喜欢这个答案。最后她说，"不要吐。Ed 常在我的生活中使我远离真实，他不让我真实地面对自己。Ed 说服我去追求一些根本不存在的东西。我这么说是因为每次我到达了 Ed 指引的地方时，我所追逐的东西却都烟消云散，就像海市蜃楼一样。"

"我懂你的意思，"我说，"就像今晚，Ed 告诉你如果你吐，什么事情都会顺利。你将会平静地面对自己，你将会成功。但事实上，在你吐完之后，你只会感觉到绝望、孤独、完全的迷失。"

"没错。"Heather 说。

我们又进一步聊了 Ed 想要她用自己的生命做什么而她自己想做什么。最后，Heather 说，"我不会那样做，我不会去吐，今晚我不会让 Ed 继续践踏我的生活，我今天以及以后的生活中都有很多比吐更重要的事情要做。"

Heather 那个晚上没有吐。相反，她决定停下来好好地思考。她练习将自己跟 Ed 分开，想到了 Ed 以前怎样欺骗了自己，也知道了这一次他又想欺骗她。Heather 在那晚决定了走一条更艰难的路。她当初如果想要骗我是很容易的，她完全可以很快地挂断电话，然后听从 Ed 的全部指令。但是 Heather 选择了真实。

你呢？你的选择是什么？

特意为你

Mary 姑姑端了一盘食物放到我面前说，"我特意为你做的。"有多少次人们把食物放在你面前说"我特意为你做的"？然后你是否觉得好像有义务吃掉它们？毕竟，那是特意为你准备的。事实上我们都知道，Mary 姑姑可能跟每个人都说她特别为他们准备了巧克力蛋糕。但是，你被套住了，为此感到内疚，仿佛看见了那位慷慨的主妇正特意为你全力以赴地做着刚刚提到的那盘食物——面粉黏在了她的额头上。你觉得如果胆敢说出"不，谢谢"这样恐怖的话，就会毁掉她的人生，而她可能会当场崩溃。

好消息是你完全可以说"不"，直接说"不"，甚至不必在后面加个"谢谢"。如果你拒绝吃奶奶特意从 Peggy Jean 的蛋糕店为你订的南瓜派，她并不会死。我知道这一点是因为我已经这么做过了，而我和那些被我拒绝过的所有掌勺师傅都还活着。

最近，有位朋友特意为我做了些小甜饼，而我拒绝了。她也试着用老一套来劝我，"你哪怕尝一小块，我是专门为你做的。"事实是我刚吃完一顿丰盛的晚餐，而且我刚好不想吃小甜饼。另一天又有同样的小甜饼摆出来时，我就很高兴地吃了两个。为什么？因为我那天想吃，而不是因为 Ed 想让我吃或为了取悦我的朋友。由自己来决定什么时候吃与不吃感觉真好。

记住，你永远有权礼貌地拒绝掌勺师傅的盛情，可以要求打包。所以下次如果有人说"我特意为你做的"时，停下来问问自己究竟想要什么，小心地辨别你自己和 Ed，然后简单地回答"好"

或 "不"。无论你说什么，都不会摧毁或成就一个厨师。

　　明天的报纸头条不会是 "Jenni 拒绝吃奶油泡芙球：Mary 姑姑还会再做点心吗？"

饮 食 计 划

大概治疗了两年左右后的某一天，我坐在 Susan 的办公室里，她递给我一张纸，上面写的是一份新的饮食计划。

看着上面的内容，完美小姐开始说话了。她说，"Jenni，如果你要执行这份计划，就必须照我的方式做。你必须做到完美，不能有任何差池。"

我瞥了一眼我的未来，似乎看见完美小姐坐在我旁边计算每顿饭的糖类、蛋白质，还有更多；看见她评论我吃下的每一口食物："你确定这是你需要吃的东西吗？你确定这份食物中含有足够的糖类吗？"她可能会说，"如果你在麦片里倒的牛奶量不对怎么办？如果你喝的牛奶种类不对怎么办？"

Susan 看出我拿着计划的手越来越紧张，于是说了一些我永远也忘不了的话。她说，"把这份饮食计划扔了吧，把它撕碎，然后扔到垃圾桶去。"

完美小姐懵了。她说，"不带着这份计划，我根据什么来帮你呢？我怎么监控你的食物？我怎么让你做到一丝不苟？"

Susan 知道如果我带着那份饮食计划回家，完美小姐会使我抓狂。她可能以必须一丝不苟为名，把那张纸当成工具来不断地指责我；她会令我束手束脚，根本没办法执行饮食计划。Susan 知道这一切，所以她并不打算让我把那张纸带回家。

我拿着饮食计划看了几分钟，了解了必要的信息，也就是一天之中该吃些什么来保持健康。当我离开 Susan 的办公室时，饮食计划不是在我的手中而是在我的脑中。这么做在那个治疗阶段是行之有效的。

刚开始见 Susan 时，我对营养学和每日的食物需求了解得很少。因此，那时我会把饮食计划写在纸上带回家，否则我根本就不会记得该吃些什么。我甚至把自己每天吃的东西都以流水账的形式记在进食日记里。这种刻板的形式在开始治疗时是必要的，然而随着营养学知识的增长，我不再需要那张纸来告诉我应该吃什么了。事实上，那张纸跟完美小姐组合起来反而可能在某个时刻妨碍到我的治疗康复。

最重要的是要保证你的饮食计划是为你量身而定并满足你目前所需。为了能正确地吃，我强烈推荐你去找一位了解你的特殊营养需求的营养师。不要害怕表达对摆在眼前的饮食计划的担心或恐惧。从开始起步到能正确地吃，我也是一步步慢慢过来的，他们并没有要求我开始就和现在吃的一样多。你也可以这样循序渐进地达到你的目的。

无论你的饮食计划是贴在冰箱上，塞在装袜子的抽屉背后，还是扔进了垃圾桶，它提供的知识都应该包括你一天中需要吃什么才能照顾好自己和摒弃 Ed。尽管我曾经把饮食计划扔掉，但我留下了里面的知识，并时刻带在身上。

来一份芝士汉堡

我坐在小学教室里听 Ferris 太太介绍五大基本食物种类。她在黑板上边写边说，"五大基本食物种类包括奶制品、谷类、水果、蔬菜和肉。"

Ed 就站在我的旁边。他悄声说，"这位女士根本不知道自己在说什么，食物实际上只有两类：好的和不好的。"我的困惑从此而生。

当然，当我还是那个坐在教室里的孩子时，并没有意识到 Ed 在我耳边窃窃私语，只是现在回头看去才显得分外明晰。

在这二十多年来，Ed 明确地告诉我"好"的食物非常少。几乎所有的食物都是"不好"的。他只允许我吃"好"的食物，包括苹果、硬面包圈和椒盐饼。他不准我碰"不好"的食物，包括所有的含糖食品，所有的煎炸食品，所有加奶酪、奶油或黄油的食品，清单越拉越长。

在我第一次与 Susan 晤谈时，她说，"这世上没有哪种食物是'不好'的。一个正常人不该把食物分三六九等，而每种食物都可以适量地食用。"随着谈话的继续，Ed 越来越按捺不住。晤谈结束后，在开车回家的路上，Ed 坚持要就 Susan 的建议跟我谈谈。

Ed：不要听 Susan 的，她就像那个解释所谓五大食物分类的愚蠢的小学老师。她就是想迷惑你，而最终目的当然是想让你变胖。

Jenni：你可能错了，Ed，Susan 是个专业人士，欺骗我对她有什么好处呢？

Ed：Susan 竟然说你可以吃炸薯片、冰激凌，甚至比萨饼，你不觉得不可思议吗？

Jenni：我是很惊讶。Susan 说的和你这些年教给我的完全不同。事实上，我的支持团队教我的任何东西都和从你那里学的完全不同。

Ed：但我是正确的。

Jenni：Ed，我已经给了你二十多年的机会了，而所有这些带给我的是无尽的痛苦和挣扎。现在我应该给别人一个机会了。

就这样，我发现自己进入了一个崭新的世界，这个世界里的所有食物都是合法的。如果我想吃小甜饼，我就可以吃一个——这令人既兴奋又难以置信——我不敢相信自己真的能吃一份芝士汉堡，那可是我多年以来的绝对禁区啊。我当然不可能做到离开 Susan 的办公室后就马上去买一个汉堡来吃，我需要向着那个目标一点一滴地去努力。

慢慢地，我开始把那些以前不准自己吃的东西一点一点地带回到生活中来。每次去食品店，我都会买一些新的以前从来不准自己吃的食物。有时某种食物会被原封不动地放在家中一段时间，它会在我打开橱柜时不断进入我的视野，到最后我才能真的把它加入到饮食计划中吃掉。我就是这样接受着以前想都不敢想的食物，同时也感觉到了前所未有的健康。

终于，我做好了吃芝士汉堡的准备，并决定为此和朋友一起共进一顿特别的晚餐。当然，Ed 也加入进来了。服务员为我们拿来了菜单，但我不需要，我知道自己要点什么。Ed 试图在服务员为我们下单的最后时刻阻止我。

他说，"Jenni，吃芝士汉堡会长胖的。你如果看看菜单，会发现很多你可以点的好食物。你不应该这样，你并不想吃汉堡，相信我。"

当服务员走过来准备为我们点餐时，Ed 不断地在和我说话。服务员先问了我的朋友。

Ed 继续试图改变我的想法，"Jenni，我一直伴着你长大，知道什么对你是最好的。像过去一样听我的吧，那时候你对食物的控制是多么完美！别这样！"

服务员转向我。Ed 开始大喊，"不！不！不！"我可以听到他不断地在我脑海中大叫，甚至在我对服务员说了"芝士汉堡，谢谢"后仍然没有停止。

令人惊讶的是，尽管只是简单的几个字，却给了我一种新鲜的自由感和更加远离 Ed 的感觉。这种感觉好极了。而且芝士汉堡的味道也不赖。

与蛋糕共度周末

如果我不把这个蛋糕带回家，它就可能被扔掉而浪费了。把一个办公室生日派对上剩下的相当好的蛋糕扔进垃圾桶，永远不再被任何人享用——Ed 不会让这样的事发生，他还说服我不让这样的事发生。所以在那个周五的下午我承担了拯救蛋糕的任务，并把它带回家。那个周末，只有我、Ed 和蛋糕。

这个可能搅了我康复的新武器着实让 Ed 兴奋。开车回家的路上，Ed 开始告诉我这个蛋糕提供给我们的所有选项。他说，"你知道的，你可以拿一块蛋糕当晚餐来替代今晚的饮食计划；或者你可以把整个蛋糕都吃了，然后再吃掉更多的食物；或者你可以整个周末都盯着蛋糕而什么都不吃，毕竟那都是长胖的，你实在是不能再摄入多余的卡路里了。" Ed 不停地说着关于这个蛋糕的各种可能性，没完没了。我真该在那个时候停下车把蛋糕和 Ed 都扔出窗外，但我没有。

尽管我认为离婚是我跟 Ed 的必然结局，回家后我还是跟他就晚餐达成了妥协。我告诉 Ed 我要吃晚餐，而我也会吃一块蛋糕。那妥协在哪儿呢？——因为吃了蛋糕，我就不用把计划中的晚餐全部吃掉了。随后，第二天早晨，我被 Ed 的声音吵醒，他不断重复着，"蛋糕——吃蛋糕——蛋糕——吃蛋糕。" Ed 说，"Jenni，你今天没必要吃平时的均衡早餐，只要吃一块蛋糕就可以了。"尽管已在康复的路上走了很久，我还是再次摇着头说，"好吧，Ed，一块蛋糕做早餐没什么大不了的。"

　　这就是整个周末的故事。我不时地和 Ed 作一些小小的妥协，而一个巨大的妥协几乎发生。有那么一刻，Ed 强烈要求我暴食后再呕吐。他说，"就像过去一样吃完整个蛋糕吧，稍后你总是可以把它们再弄出去的。"我差一点就要听 Ed 的了，但我没有，我把自己和 Ed 分开，反对并违抗了他。

　　这个与蛋糕共度的周末告诉我，应该更加小心地避开危险的情境。我决定再也不去充当所有剩饭剩菜的拯救者了，无论是办公室的还是其他任何地方的。这也让我记起了曾经作过的一个决定，不在家里存放自己喜欢暴的食物。今天，通过不断的康复工作，我已可以在冰箱中保存一些以前被禁放的食物。所以，并不是说我永远都不能帮助那些无辜的甜点摆脱进垃圾桶的命运。但是今天，我还得小心从事。当然，Ed 一直在说我让那些完好的食物浪费掉是糟糕、自私的行为。但是我知道康复比一盘小甜饼或半个吃剩的生日蛋糕要重要得多。毕竟，一个嗜酒者不可能将一瓶开了瓶的龙舌兰酒整个周末带在身边而不喝它，我也不会再把子弹上膛的枪放在家里，留给 Ed 来对付我了。

节 假 日

美国人喜欢吃，而每个节假日都成了吃的理由。国庆节，我们吃烧烤；生日宴会，我们把蛋糕点上蜡烛然后有人将它吹灭，是的，这是一个我们允许某人在所有人的食物上吹气然后开吃的日子；情人节，我们盼着从心爱的人那儿收到一盒巧克力，尽管事实上里面至少一半的糖果口味都不怎么样，而往往只有咬进糖心的一刹那才能察觉；万圣节的夜晚，我们让孩子到镇上各家闲逛去搜罗糖果；对了，还有感恩节，这个节日里不管有没有进食障碍，每个人都在大吃特吃。总之，我们喜欢食物，我们乐意为之庆祝。

正因为节假日以食物为中心，对于我们这些患有进食障碍的人来说就可能很难应付。节日期间 Ed 会努力说服我们给康复破个例。比如，感恩节时他会说你可以先饿上一整天，这样就可以在晚餐时大吃一顿了；他会说在万圣节时可以暴吃甜点然后再吐掉，毕竟一年中仅此一天。节假日里最重要的就是我们必须坚持一贯的康复行为而不能松懈。

除了在节日庆祝中必须面对食物外，某些特定的节日里我们还会有其他额外的压力。在那些日子里我们会比平时更忙碌，由于繁忙，放在治疗康复上的时间就被抽走了——取消与医生的预约，错过治疗会面，以及没有时间规律、恰当地吃饭。

我们真正该做的是，在节假日期间遇到从食物到家庭等额外的压力时去努力获得更多的支持。事实上，我们应该再多打些支持电话，多记些心得、日记，多为照顾好自己而努力。多做出的这份努力会让我们的节假日过得顺畅得多。

　　一年又一年，一个个的节日对我来说变得越来越轻松。今年的感恩节过得比去年的要好，办公室的生日派对一个比一个过得容易。事实上，今天的我已经很享受和大家一起庆祝生日的感觉了，不再为是否能吃一块蛋糕而痛苦。当节日来临时，我要做的就是坚守在康复和大量实践中收获的内涵。正如 Thom 常说的，熟能生巧。将你在每个节日所收获的内容带到下一个节日，随着时间的推移，你会对不同节假日里的食物及其他压力想得越来越少，而对于节假日的真正意义想得越来越多。不知不觉中，你会发现自己过得很愉快。想象一下吧！

过 度 补 偿

"两人桌。"服务员喊着将我们引到座位上。Ed 立刻说,"你必须点热量最低的食物——不加酱料的蔬菜沙拉。"我继续看菜单,听见"点热量最高的食物——Alfredo 意大利面。"我猜 Ed 又在出什么新招想把我弄糊涂。随后我听见,"不点 Alfredo 意大利面的话,你就是厌食症。"我抬头看了看,发现又有个人拉了把椅子坐了过来。

反 Ed 先生是我新的晚餐伙伴,他用鼓励我过量进食的方法来避免我进食不足。反 Ed 先生强迫我吃热量最高的食物,如果我不听,他就说我又犯病了。他说,"我是在帮你,不听我的,你就得听 Ed 的。"

尽管反 Ed 先生装成盟友的样子,他实际上也想像 Ed 那样来控制我。除了暴食的时候,Ed 从不允许我在两餐之间吃任何东西。而反 Ed 先生则让我在早餐和中餐之间即便不饿也吃很多零食,只是为了确保我没有在限制自己。Ed 命令我点一份原味烤土豆,反 Ed 先生就会选一份超大的奶油浇汁的烤土豆。我不想"不是只能点蔬菜沙拉,就是只能要 Alfredo 意大利面",我想要多种选择权。

与反 Ed 先生斗争的第一步就是警觉。发现了这个新声音后,我告诉了我的支持团队。他们帮助我确认了反 Ed 先生的身份,并认识到他并不是对付 Ed 的办法。

我发现用餐时间不是非黑即白的,而做到不多吃也不少吃是可能的。我不再为食物打上或好或坏的标签，因为反 Ed 先生只倡导坏的食物，而 Ed 只允许好的食物（除暴食时不设限制以外）。当我不再给食物贴标签，反 Ed 先生和 Ed 自然就失去了一个重量级的武器。找到中间地带需要大量的耐心和实践。

另一个帮我对付反 Ed 先生的好办法就是提前订好饮食计划。事实上我曾经每天用电子邮件把饮食计划发给 Thom，这样就不用再对那些"吃这个""别吃那个"之类的建议作出反应了。因为健康饮食计划已经订好，我就无需再为吃什么而烦恼了。

于是就出现了这样一个画面：Ed 和反 Ed 先生在一边争论我是该吃沙拉还是热狗、用脱脂酱还是用油炸，他们打他们的——而我点了鱼。因为能自己为自己点菜，我现在真的很喜欢在外面用餐。但我还是决定未来任何的不速之客都不许再上我的桌。

增加脂肪？

在我的饮食中增加脂肪？为什么 Susan 不叫我去跳悬崖，或是打开翅膀去飞呢？加脂肪？为什么她不说，"Jenni，你该出去买把枪，打劫最近的一家便利店？"加脂肪？她还不如干脆叫我把我最好朋友的所有秘密都登在纽约时报上。加脂肪？这与我的核心信念不符——与我所奉行的一切都不符……不吃蛋黄酱，不吃黄油，还有不喝含糖饮料。

这些是在一开始听到 Susan 说我该在饮食中增加脂肪比例时我的感觉。然后我仔细地思考了她的建议，意识到增加脂肪并不与我的核心信念矛盾，而是与 Ed 的信念矛盾。Ed 的价值观就是，一个人的价值取决于他或她饮食中的脂肪含量。我的价值观关注的是更重要的东西，比如生活的重要性，尊重他人，尊重朋友的秘密的重要性。所以，尽管增加脂肪动摇了 Ed 的整个价值观，但并未瓦解我的世界。

我得承认自己在如何避免饮食中的脂肪方面的本事够拿一个学士学位的，但我生化专业的学士学位证也是货真价实的。我知道脂肪是维持身体正常功能所必需的，例如脂肪是身体里每个细胞细胞壁的关键组成成分，还有，摄入脂肪不足会使我更容易发生暴食。在很长时间没有摄入足够的脂肪后，我常常会暴食更多的高脂肪食物——因为我的身体需要脂肪。

所以，今天我向未知的脂肪世界迈出第一步。下次去饭店时我可能真的会拿起切黄油的刀，而且我可能偶尔会选择真正的冰激凌而不是冰冻酸奶。我可能甚至会扔掉仿真黄油，去买一些真正的黄油制品。增加脂肪是去一个新世界历险，里面没准儿会有乐趣呢。

且不说是否会有趣，可怕是肯定的。当我写这些时，Ed 正在我的脑中描绘一幅可怕的肖像，那是我增加了食物中脂肪含量后的模样。在这一点上我确实有些同意 Ed 的看法，但我仍将违抗他。过去这些年的经验表明，Ed 的意见和做法最终往往被证实是错的。所以，我坚信这一次他仍然是错的。

增加脂肪？是的，我会这么做。事实上，我正准备去食品店买一些从未买过的东西，我还会去探索从未走过的一些货柜。当然，Ed 在路上会连踢带叫。我将会通过鼓励他玩他最喜欢的食品店游戏来分散他的注意力——分析别人购物车里的东西。当他盯着那位在三号货柜拿微波爆米花的女士时，我会把减脂牛奶而不是脱脂牛奶放进车里；在他猜测四号货柜的一位男士是买玉米片还是 Froot 圈时，我会把奶酪和花生酱放进来；当 Ed 试图算清七号货柜的男孩购物车里含糖饮料的数量时，我将会过自己的生活。

还记得有一天在营养师的办公室里，我说，"Susan，我不明白为什么要在饮食中增加脂肪的比例。不增加我也能再活五十年。"

Susan 回答，"也许能，也许不能。问题是，这么做并不是为了生存，而是为了生活。"

落　水

　　首先，她将我带到跳板的边缘，然后，叫我迈出康复的下一步——穿过空气跳入混沌的水下。这就是我听见 Susan 说"你该从计划进食转向本能进食了"这句话时的感受。她似乎是把我的饮食计划扔出了窗外，并告诉我现在开始倾听身体的信号。我过去一直依靠饮食计划，不知道靠自己会怎么样。这与那次 Susan 让我把饮食计划扔进垃圾桶是不同的，那时她是要我把饮食计划记在脑中而不是记在纸上，而现在她是要我忘掉所有的饮食计划去进行所谓的"本能进食"。

　　当我掉入水中时，Ed 已经等在救生船上准备营救我。他催促着，"上来吧，显然 Susan 并不关心你，而我依然在这里。"我拒绝了 Ed，疯狂地踩了一周的水——这是我与 Susan 见面所间隔的时间。

　　一周后的会面，我向 Susan 描述了自己的挣扎。她说这其中有一个误会：她并不是要我真的丢掉饮食计划。Susan 承认她不该用那样的表述，"从计划进食转向本能进食。"相反，她说，"你应该在饮食计划的基础上加入对身体信号的反应。"我需要既使用饮食计划又倾听身体的信号，既仍然遵从饮食计划，又学会根据身体的信号作出适合的调整。比如，如果吃完饭后仍然觉得很饿，我应该多加一份水果、蛋白质制品，或别的什么我想吃的东西。知道了不是要丢掉饮食计划，我的世界立刻变了个样。

　　结果，我并不需要 Ed 的救生船。事实上，我不再在水中惊慌失措，而是将脚放下，我发现自己可以站起来。

食品账目101

下午 5 点 30 分，平底锅中的玉米煎饼还剩一半。一个小时以后锅空了，而我不知道煎饼都被谁吃了。这种粗略的食品账目数年前是不可能发生的。Ed 将我培训得很好，每个玉米煎饼的去向都应清清楚楚，就像下面这样：Christina 吃了一个半煎饼；Bob 拿了三个，吃了两个，剩了一个；Lindsey 拿了一个但只吃了四分之三。但今天没有，今天，大部分玉米煎饼的去向我都没注意到。

好吧，我承认在 5 点 30 分之前，我非常关注宴会上食物的流向。因为那会儿 Ed 在与我约会。我小口地抿着可乐，盯着各种各样的食物，记录着别人都在吃些什么。康复到这个程度，Ed 为使我远离食物又出新招，今晚用的就是其中之一，"这里的食物都不符合你的饮食计划。"Ed 表面上好像在支持我的饮食计划，实际上却是利用它来对付我。和 Ed 在一起，一切都是"全"或"无"的模式。他不会说 X 和 Y 不符合我的饮食计划，不，他说全场的食物都不符合我的饮食计划。而且，他还是老一套，"如果你吃了其中的任何一种，明天就会变胖。"有大约半小时，我听从了 Ed，然后，我意识到了自己在做什么。

我很饿。我走向食物，吃了合理的分量。我并没有尝试通过吃大量的食物向 Ed 显示谁才是老板。吃完后，我享受了美好的时光。宴会开始以人为主题了，食物只是背景。从那刻起我失去了玉米煎饼的下落。

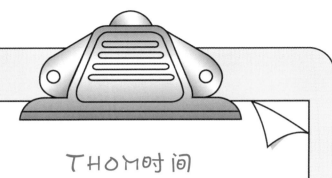

THOM时间

1.分享你的饮食计划

我每天收到来自同事、朋友、客户和读者的电子邮件,当然还有许多必不可少的垃圾邮件。而有时我会收到一份每日菜单。Jenni是第一个发菜单给我的人,现在很多其他人也在从中受益。当Jenni在吃的问题上遇到特别的困难时,她会把当天的饮食计划用电子邮件发给我,详细写明那天计划要吃的每样东西。她常会这样连续做几天,直到感觉自己重新加固了康复的大坝。

通过将饮食计划写出来并发给你所信赖的人,你会使Ed在生活控制权的争夺战中更无胜算,或者如果他已占领了高地,你会使他的守卫战变得更加艰难。跟人分享你的饮食计划,展示至少在那一天里想好好照顾自己的意愿。即使你没能完全按照

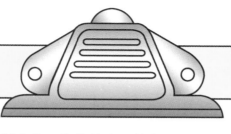

饮食计划去做，你依然为支持自己和反对 Ed 作出了一个重要姿态。

2. 分享你的暴食

在和 Jenni 工作了近一年后，她才愿意告诉我每次暴食时她到底都吃了些什么。我知道说出这些能减轻暴食带给她的羞耻感，但 Jenni 总认为自己是最严重的暴食者，是我见过的暴食者中暴得最多和最糟糕的。她认为我会对她所吃的食物数量之多感到惊讶，由此我会看不起她，会发现自己昏了头，可能还会因此放弃她。她当然完全想错了。

最后，Jenni 将她的饮食日记带给我，里面详细记录了很多暴食的经过。她让我读日记中的一次典型的暴食经历，自己则坐在那儿用毯子盖住头来掩饰尴尬。出乎 Jenni 的意料，她的暴食记录在我看来没什么稀奇的。一旦她相信我说的是真的，Jenni 承认在看待自己的进食行为方面的羞

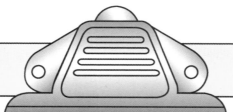

耻感减轻，并更为平和了。

不管你暴食的分量是"普通量"还是十份饭加起来那么多，你会发现把吃的东西记下来并告诉支持团队里的一些人很有帮助。你感受到的无条件的爱和接纳会远远重于最初暴食本身带给你的尴尬。而且假如你认为自己才是顶级的暴食者，那么记住，这份荣誉是属于 Jenni 的。

3. 你跟食物的关系

在康复中，你需要为建立与食物的健康关系出具一份明细。首先，将你目前与食物的关系中任何健康的方面列出来。下面是 Jenni 刚开始康复治疗时与食物关系中某些健康的方面：

- 我的饮食中水果和蔬菜的种类很多。
- 我喜欢跟朋友和家人一起用餐。
- 我偶尔会允许自己吃点儿甜食。

然后，再把跟食物关系中的问题全部另列出来。Jenni 与食物关系的部分问题如下：

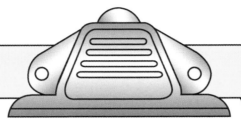

● 有时我吃的时候已经饿过头了，然后暴食大量的食物。

● 我一般不允许自己的饮食中含一丁点儿脂肪。

● 我喜欢为别人做饭，但自己从来不吃。

这儿看上去有许多问题要问，但重要的是列表一定要具体和全面。

接下来，根据前面的工作来想象一个健康的、恢复性的与食物的关系。描述细节，举出健康饮食的具体例子。如果你在使用饮食计划，就把这个想象中的计划包括进去；如果没有，就举一个每日健康食谱作例子。

现在真正的挑战来了——在接下来的两天中要按照这个想象中的计划来吃。如果看起来太难了，那就只试一天。

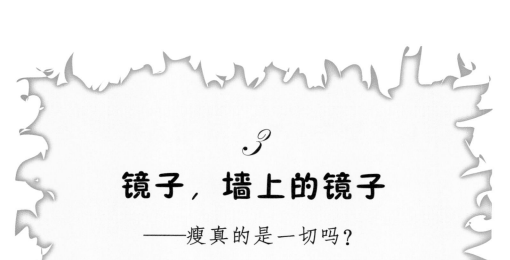

镜子，墙上的镜子

——瘦真的是一切吗？

　　进食障碍的特点之一是过分关注一个人的外貌，特别是尺码和体重。曾经的我认为瘦比任何其他事情都重要，现在的我懂得了生活远比 0 号尺码重要得多。第三部分将帮助你脱离对体形的不断批评，并准备好去探索生命的真正意义。

你看上去不像患有进食障碍

我被告知他是治疗进食障碍的首席专家，有多年行医经验，目前是一家声望很高的医院进食障碍科主任。他是我为治疗进食障碍去看的第一个专业人员，你可以想象我说服自己采取这次了不起的行动所作的斗争。

然而，当我走进他的办公室时，这位专家一开口就说出了最糟糕的一句话，他说，"你看上去不像患有进食障碍。"

经过了多年的康复治疗，我现在意识到那句来自"专家"的评论是多么不专业、无知和危险。首先，当我走进他办公室的时候，我满足所有厌食症的诊断标准，包括体重条件，但是对于这位医生来说我还不够瘦，他没有意识到这样一句话可能把我推上悬崖（更精确地说是推下悬崖）？

第二，也是最重要的，并没有一个特别的体形或外貌来限定某人患有进食障碍。任何种族、年龄、身高或体重的人都可以患有进食障碍。街对面那家的女孩可能有厌食症；食杂店店员可能有贪食症，一切皆不可貌相。

很多患有进食障碍的人不去寻求帮助是因为他们觉得自己看上去还不到进食障碍的"样子"，但事实是在我那个治疗小组中病得最重的有些女孩正是看上去有"正常"体重的女孩。实际上我就曾在体重正常的某个阶段经历了最严重的进食紊乱和相关行为，那比我极端消瘦的时候更糟糕。

我特意没在本书中描绘任何"从前"的画面，也就是我康复前是什么样子的，因为我不想人们用这些画面来对比自己，从而失去接受治疗的机会。有些人可能会认为他们必须看上去像我一样才需要接受帮助。我鼓励你们不要拿自己跟电视里或杂志上进食障碍患者的样子比。不用说，Ed 会说你们还没瘦到进食障碍的份儿上，他对我们所有人都这么说。

就在前两天，我的治疗小组里一个女孩还谈到她第一次去看心理治疗师的遭遇，那位治疗师的第一句话是："你看上去并不像患有进食障碍。"

当如此多的专家都好像不知道进食障碍患者可以有各种体形和尺码时，就难怪我们会对自己是否有进食障碍感到困惑了。

进食障碍的本质在于过度控制、痛苦的完美主义和固执的自我憎恶与戕害，而不在于大腿是否能碰到一起、屁股的宽度和臀围或秤上的数字。厌食、贪食还有其他类型的进食障碍在秤上的数字可以各不相同，而进食障碍的关键不在于此，不管你的尺码和体重如何，Ed 都乐于破坏你的生活。别给他机会！

秤

四年级时，一次我跟同学们一起排着队等学校护士来称体重。当我的朋友 Sandi 称过后，护士喊道"69 斤"。我是下一个，我紧张得要命——要是护士喊出一个可怕的大数字怎么办？那时，全班将知道我的秘密，他们将了解到我是个胖子。我缓慢地踏上大金属秤，一只脚，两只脚，护士好像一直在犹豫。

我不停想着"快点决定吧"，然后等她慢慢地决定我的命运。最终，她叫到"69 斤"。我悄悄拍了拍护士的肩膀说她弄错了，Sandi 是 69 斤——不是我。护士生气了，瞪着我说，"小姑娘，你以为我不会用秤吗？你重 69 斤，现在请往前走。"怎么可能我和 Sandi 一样重？我们两个中她总是更瘦的一个，我是那个胖的，但是秤证明了不是这样。秤告诉我我是瘦的，告诉我我是一个优秀的人。于是我和秤成了好朋友。

不消说，Ed 对我的新友谊欣喜若狂。我每天起床第一件事就是称体重。如果秤显示的数字高了，Ed 就会说我不配做人，是个失败者。但如果是 Ed 喜欢的数字，他就推进我的自负，他说，"你是如此成功，你掌控着你的人生。"除了评价我是否是个优秀的人以外，Ed 还用秤上的数字来决定我一整天可以吃的东西。数字高了就必须节制；如果数字足够低并且 Ed 的心情特别好，我可能被允许放学后吃一份零食甚至是甜点。

我一开始康复治疗就迅速放弃了称重，Ed 可不那么愿意。他叫到："没了最心爱的工具我该怎么办？我怎么控制你？"（我承认 Ed 又发现了其他方法来控制我，但没有一种像秤一样如此有力。）除了放弃秤以外，我还决定不再让任何人告诉我体重。我让医生为我称体重，他明白我并不需要知道那个数字，也不想被某个新来的护士一不小心告知体重，不想听到医生和护士谈论我的体重，也不想我的治疗记录卡被放在我或 Ed 可能看到的地方。这样，在治疗中我全然不知体重增加得多或少，也不知道我今天到底有多重，这是一种自由。

如你所知，不论秤上的数字是多少，Ed 终将利用它与你作对。这个数字多低都不算低，而有时 2 两的变化就会被看成长了太多或太少。今天，我所称量的唯一的东西是作决定时的好处与坏处。在决定放弃称重这个问题上，好处远远大于坏处，而这个决定绝不是草率作出的。

胖

我去见我的内科医生 Tucker 博士时，他说："你既不用增也不用减，你的体重正合适。"Ed 插嘴说，"Tucker 医生是个白痴，只有当他告诉你需要增加 50 斤时，你的体重才真的是'正合适'。面对现实吧，你现在很胖。"

我该信 Ed 还是 Tucker 医生？我把赌押在一个花费多年时间在医学院分析人体并将一生用于帮助人们达到最佳健康水平的人身上（Ed 永远不可能通过医学院的入学考试，也不会花工夫来管我的心脏还跳不跳）。换句话说，我相信 Tucker 医生。在我的支持团队里，Tucker 的角色是作为我体重上的权威。在康复治疗的过程中，我的体重波动很大，有时 Tucker 会说我需要增重，有时他会说体重没问题。不管体重如何，Tucker 总是鼓励我继续前进。他帮我对饮食计划作必要的调整，以维持最佳的健康水平。有 Tucker 医生来管我的体重真是一种解脱，我不必再担心自己是不是胖的问题，而只需信任 Tucker，相信他说的话。

这是否就意味着当我面对镜子时，会说："Jenni，你真瘦！"当然不是。Ed 躲在每面镜子里，随时指出我身上的脂肪团、会松弛或颤动的部分。我知道自己常常会有肥胖的错觉。所以，我信任 Tucker 医生的观点不仅胜过 Ed 的意见，也胜过我自己的所见。当我看见自己胖时，我知道自己并不胖。

这是否就意味着我永远不会觉得自己胖？不。Thom 认为对我来说"感觉胖"实际上是有益的——康复的一个试金石就是感到超重却仍然吃早餐、午餐和晚餐。Thom 说在感到胖的同时坚持我的饮食计划证实了我的康复是非常坚实的。不管我感到了什么，控制秤的人都是 Tucker，他了解那个数字就够了。我不需要通过了解精确的数字来判断自己是否健康。

我的个人军队

如果妈妈知道我壁橱里藏着男人的话一定会很失望。他们中有 Private Calvin Klein、Private Gap 和 Private Wrangler（时装品牌）。他们是我的服装，并为我的生命而战。他们听从 Ed 军官的指令，为保护我而存在。Ed 说，"你的士兵会保证你永不失败，一旦失去他们，你将一文不值。"

我留住这些士兵的唯一条件是保持足够瘦。Private Calvin Klein 要求我穿 0 号，Private Gap 要求我穿特特小号，Private Wrangler 允许我穿 1 号，但必须是"小"1 号。只要我保持足够瘦，他们就会留下来为我战斗。如果考试考得不够好，他们会站出来证明我并不是失败者；如果我在演出时忘词了，他们会肯定地说我还是个出色的歌手。只要我能穿上他们，我就够瘦，我就够好，其他的并不重要。

如果我体重长了，Ed 军官就警告说要命令我的士兵擅离职守。没了他们，如果我考试考砸了，就说明我蠢；如果我唱歌唱错了，就说明我永远不能成为一名成功的歌手；如果我不够瘦，这个安全网将消失于无形。

开始康复治疗后，我意识到 Ed 不是命令我的士兵为我而战而是对我开战。我在慢慢地被扼死，所以我，而不是 Ed，向我的士兵说再见。我做了康复过程中最难做但又必须做的一件事，我去购物，买了适合我新的健康体形的衣服。今天，我拥有了一个跟我步调一致的衣橱。我不必再为一条裙子或休闲裤去改变自己，而我的新衣服也不必去对付生活中除了天气以外的其他问题了。新衣服中有我最喜爱的牛仔裤，叫老海军，虽然有这么个名字，但我的衣柜中绝对没藏水兵，我已经受够军队了！

皮包骨Jenni

在纳什维尔的一个音乐商会里，大家都叫我皮包骨Jenni。无论何时走进楼里，大家都这么跟我打招呼——"你好，皮包骨Jenni。""最近怎么样，皮包骨Jenni？""有什么可以帮你的，皮包骨Jenni？"我因消瘦的身体而为人所知，我是皮包骨Jenni，我为此而自豪。

开始康复治疗后，我暂时放下了歌唱事业，而把所有精力放在治疗上。因为我当时也不写歌了，所以大概整整两年之久没去过那个商会。

最终再次走进那座建筑物时，我已经是一个全新的女人——一个健康快乐的Jenni。那天我正坐在接待处等待约谈，有人走过来打了个招呼，"你好，皮包骨Jenni。"接待员马上带着迷惑的表情看着我说："怎么会有人叫你皮包骨Jenni？"我的自尊顷刻跌入谷底，Ed狂笑，他说："看，你不再是皮包骨了，你是个胖子了！如果你听我的，我就能帮你赢回头衔——皮包骨Jenni。"

几秒钟后，我调整好自己回应了这位过于敏感的接待员，"我有进食障碍，上次来这里时我比现在轻50斤。现在我正在康复，恢复得相当好。"这个年轻的女士被我诚实的回答搞得不知所措，只好迅速埋头到电脑和桌上的文件里去了。

约谈结束后，我马上打了个电话给Morgan寻求支持，因为我不想让Ed利用今天的事乘虚而入。我把事情经过解释给Morgan，告诉她最初我是如何将那位接待员的话看做是难以置信的侮辱，以及后来在想到没有 Ed 的生活是多么精彩后又重获自信并把真相说出来的。今天，我不会再因身材的尺码特征被人记住，这是令我兴奋的变化。当我迷失在厌食症里时，瘦是我唯一在乎的东西。我猜这点一定也被别人感觉到了，因为人们想到 Jenni 时想到的也就是瘦。

现在，当人们想起我，我希望他们能想到其他的词，比如精力旺盛的、活力四射的、体贴的、有爱心的等。Ed 还时不时地想让我回头，他提示说人们想到我时会想到"胖"这个词。但我不买他的账，我不再只是个身材的尺码。你也不是！

污　染

　　当你往一个昂贵的过滤器里倒水时，你肯定不希望倒出来的水变成褐色的。尽管我绝不会在水龙头上装一个不好使的净水器，但这些年来，在生活中我的确在依赖着一个不好使的过滤器。它的名字叫 Ed，它的功能是反的——污染而非净化。它污染的是词语，一句话进入 Ed 的耳朵，会变成另一种解释从他嘴里说出来。

　　如果有人跟我说"你看起来很健康"，Ed 吐出来的话就变成"你是个大肥猪"。他从"你有美丽的身体曲线"，甚至是"你的牙齿很漂亮"中都能引申出同样的意思。一次一个朋友对我头发的赞美也被 Ed 翻译成"你的的确确是个大肥猪"。当我的第一个心理医生对我说"你看上去不像患有进食障碍"时，Ed 笑了并说"你真是个大肥猪"；当我现在的支持团队说"你做得真好"时，Ed 解释说，"他们真正想说的是'我们已经把你变成大肥猪了'。"

　　不管怎样组合的词进入 Ed 的耳朵，倾倒出来的都是同样肮脏、浑浊的污水。在治疗中，我最终学会了将过滤器彻底扔掉。现在我认真按照字面意思来理解人们的话，如果一个朋友说"不错的外套"，我就认为他真的喜欢我的外套。我一直希望别人能信任我所说的话，现在，我给予别人同样的尊重。

　　当 Ed 的引诱太强以至于动摇了我的立场时，我发现问一些澄清性的问题很有用。比如，我会对一个朋友说，"当你对我说'你看起来很好'时，我觉着像是说我很胖，你实际上是什么意思呢？"到今天，对这个问题的回答已不可能再被翻译成对一只超重而又低贱的动物的描述了。

厌食症小姐

可以说我从进食障碍治疗小组里得到的支持是最大的，而在那里感受到的竞争也是无与伦比的。我说的竞争不是比谁能给予最好的支持，谁康复得最好，或谁的脸蛋长得最漂亮，不是的，比的是谁吃得最少，谁扛饿的时间最长，谁体重减得最多。在竞争中获奖的是身材尺码最小的那个人。

第一次参加治疗小组，Ed 在开始的几秒钟里就快速地标出了每个小组成员的尺码，他给我分析出谁比我瘦，谁比我胖。Ed 说："那些比你瘦的女孩就是比你好。"Ed 说那些曾住院并靠鼻饲管进食的女孩比我更强大，因为她们在让自己挨饿方面比我成功。他还告诉我应该向那个每天只吃一个苹果的女孩子看齐。

现在我已经认识到这种竞争并不是发生在我和组内其他女孩子之间，而是发生在我们不同的 Ed 之间。我们每周一晚上用一个半小时的时间来帮助彼此坚持走在康复之路上，而那会儿我们的 Ed 也没闲着，他们在争吵谁的体重最轻。当 Amy 打电话给我说她已两天没吃东西时，我给了她所需要的支持并鼓励她，而 Ed 在一旁告诉我应该嫉妒她的自控能力。因为认识到是 Ed 而不是 Jenni 想要我戴上"厌食症小姐"的桂冠，我得以坚持走在康复之路上，并为需要帮助的女孩们提供支持。

最近，Ed 告诉我周六晚上不能跟那些女孩子出去，因为我胖。他说，"Jenni，今晚出去的所有女孩子都比你瘦，你是她们中最胖的。"

最初，我同意 Ed："你是对的。我会花整个晚上嫉妒她们身材的尺码，会很痛苦。"

接着，我想起举办"厌食症小姐"大赛的人是 Ed 而不是我，于是我和我的朋友们一块出去了。Ed 花了一晚上的时间来指出谁胳膊最细，谁穿最小号衣服，谁晚餐吃得最少。当然，Ed 与我分享所有的信息，但对他的主意我想都不想。相反，我关注真正有意义的事。我笑，我听，我生活。

你 必 须 瘦

7 岁的时候，我和其他女孩子在舞蹈课上坐成一圈听指导老师讲瘦的重要性。她告诉我们应该如何吃饭，还教我们锻炼，来使身体松弛的部分变得紧绷。当时我只有 7 岁。

我很小就明白了做一个演员必须要形象好。除了通过像我的舞蹈老师这样直接告诉我这些的人，我还可以从杂志、电视、电影里看到这些。那些女演员、模特、歌手看上去比我每天日常生活里真正遇到的女人都要瘦。Ed 帮助我获得了这样一个超人的身材，我变得比我认识的每一个人都瘦。Ed 当时告诉我，我马上就可以在音乐上获得成功了。

如今我不再像过去那样瘦，但是我依旧是一个演员，试图在音乐界立足。Ed 利用它可以得到的每一个机会告诉我，因为我的体形我不可能成功。那么，我怎么办？

我继续做我认为正确的事。我坚持我的饮食和锻炼计划。我试着不过度关注体重，对此我感觉良好。我还在圈子里寻找那些拥有健康美丽的身体的人作为自己的榜样。其中之一是辛迪·克劳馥，一直以来她是最成功的模特之一，同时她体重正常。克劳馥也曾被她那些"排骨连"的同伴们定位为"胖"。我努力像她一样成为年轻女孩子的健康楷模。

有趣的是，当我极度瘦的时候，我的声音并不理想，我没有劲儿唱高音；我没有足够的肺活量讲完我要说的话；我没有能力将感情投入到我的音乐中；我简直就是看起来像个完美歌手的空壳而已。我根本无法集中足够长时间的精力真正去写一首歌。在进食障碍的深渊中挣扎时，很多歌我都是只写了个开头。直到现在，我才有能力真正完成它们中的一部分。

今天，我可以真正地唱歌，真正地写歌。人们告诉我，我看起来很好。当然，他们不再对我说，"哦，你真瘦。"但他们也不那样说辛迪·克劳馥。对这个我能接受。我最近照了有生以来最漂亮的大头像，我的脸上有了光彩，眼睛里有了生命。之前我的"进食障碍"大头像得到最多的评论是"你看起来像是在吸毒"（他们看到的是一个受 Ed 虐待的女人），那绝不是我想在唱片封面上展示的形象。今天，我可以在唱片封面上展示完整的自己——一个坚强、健康的女人，有深度去写歌，有能量去唱歌。我喜欢这样。

女孩儿Lindsey

人们总是问我在多大的时候患上进食障碍的。我说："打从记事起，就有一些食物是我所禁忌的。我不记得有过不觉得自己胖的时候。"但今天，我知道在我的生命中肯定有那么一个时刻我对自己的身体完全满意。

有一天，我帮人照顾一个 18 个月大的女孩儿 Lindsey。给她洗澡时，我注意到她对自己身体的反应，她看自己的胳膊和腿时的表情，她对待自己的方式。那是一个漂亮、健康的女孩儿，像其他这个年龄的女孩儿一样，她有个可爱的、圆圆的肚子。我看着她玩自己的肚子——把手弄湿，抚摸自己的肚子，把水洒的全身都是。这样做的时候，她在笑并且很享受的样子。她并没有厌恶自己圆圆的肚子，也没有捏着上面的肥肉渴望着减掉它们。她接受自己的身体，陶醉于每一寸肌肤。我想自己 18 个月大的时候也一定是这样。

我相信我的自我形象感有一天会再次变成那样。每天我都在向那样的自我接受靠近一步。在很多时候我为自己是一名女性并拥有女性的身体曲线而感到兴奋。现在我科学地饮食，科学地锻炼，开始感到身体很舒服。我喜欢走路时双腿有力量的感觉。当我在节食的时候，我总是感到虚弱——好像一阵风就能把我刮跑。而今，我充满信心地挺立着。

什么时候 Lindsey 会开始注意自己的体形？什么时候她会第一次理解"胖"这个字？我看着她，希望她永远不要跌进进食障碍的深渊。只要你我这样的年轻人能够了解进食障碍，积极寻求帮助，今天的小孩子们就会成长在一个更注重健康而不是体重的社会里，一个不认为外貌是个人价值最重要方面的世界里。今天的我们作出改变，明天的姑娘们可能就不必再向自己的身体发动战争。朋友们，行动吧！

错　觉

"车外物体的实际距离比镜中所见要近"，我从来没有质疑过印在汽车反光镜下面的这行字。但是我却不相信专家告诉我的这句话——"你看到的身体并不是它真实的样子。"我知道进食障碍与体像障碍有关，我也知道我患有进食障碍，但是说到自己的身体，我觉得我不会看错，我确实看到自己很胖。Ed 完全同意我的观点。他说："你能看到视力检查表的最后一行，不要相信关于错觉的谎言。你看起来胖，是因为你确实胖。"让 Ed 沮丧的是，我最终还是有了一次令我相信这是错觉的体验。

最近，我在一个朋友家墙上的镜子里看到了自己，那个镜子太大以至于我根本避不开。无论如何，镜中的女孩挺胖的。可就在第二天，我还是站在之前的位置上照镜子，而镜中人却变样了，她看起来很好，一点儿都不胖。我很吃惊，仅仅 24 小时前，这女孩还是实实在在地胖着呢。这时，Ed 企图让我相信自己一夜之间奇迹般地减掉了 30 斤体重。要知道，随着康复的进展，Ed 的话对我的影响已越来越小。我不买他的账，毫无疑问，我在照镜子时确实会有错觉。

现在，当我看自己的身体时，我会记得镜中的物体并不总是看起来那样。Ed 不同意："你双眼的视力都是 2.0，你的大腿就是粗。"每念及此，我都庆幸自己把评估体重、体形的责任全权交给了 Tucker 医生。他说我的体重正合适，一斤也不需要减。但是，每当经过镜子的时候，我都会情不自禁的思考自己需要减掉点什么——那不是体重，而是 Ed。

瘦

当我身处进食障碍的深渊中，"我瘦"是我对所有生活难题的回答。我快乐吗？是的，我瘦。我是个好演员吗？是的，我瘦。我自信吗？当然，我瘦。只要我瘦，我就不用想其他任何事情。也因为一直使自己挨饿，我无法理性地思考问题。现在回顾那些年，我意识到，身陷想瘦的困扰让我在雾中迷失。

身材曾是我自以为唯一可以完全控制的一件事。想到长体重就让我痛苦。我会站在镜子前，思考如何不让自己长一丁点儿体重。一旦我长了一斤，我就是个失败者。如果我的衣服变得紧了一点，那就意味着我失控了，意味着我将不得不面对生活的其他方面，并承认自己的不完美。

想康复就必须长体重。但现在我不再把长体重看成是一种失败。事实上，正相反，长体重是一种胜利，它意味着我从控制身材的挣扎中解放出来了。因为身材不再执掌我的生活，我可以关注其他事情了。我实实在在地冒着在某些方面可能失败的风险，并为自己拥有这种承担风险的能力感到骄傲。

今天的我和着真正梦想的节拍，更加地投入生活。桃红色的雾霭正慢慢散去（在我慢性自杀时营造的那个完美的幻想世界），世界变得越来越明亮。当我走出去，我注意到了之前从未看到的东西——秋天第一片变黄的树叶，春天第一朵绽放的野花，还有生活在我家后院的小兔子。当我走进来，进到自己的思想里，我看见了过去从未看见过的激情、担忧和疑问。现在，对生活中的很多疑问我仍然没有完美的答案，但我知道的是，答案和"我瘦"没有关系。

吸 血 鬼

这世上最美妙的事莫过于在整理信件的时候发现一封老朋友的来信夹在了这个月的电话账单和一张百万美元的账单中间，而最糟的事莫过于打开信件却发现里面附寄了一张你自己的照片。在与后者类似的时刻，我就希望自己是个吸血鬼。吸血鬼对光没有反射，在胶片上留不下身影。如果我是吸血鬼，就可以不用恐惧浏览商场橱窗时会瞥见自己的身影；如果我是吸血鬼，就可以不用在爸爸的家庭录影中看到自己；如果我是吸血鬼，就不用盯着公共卫生间肮脏的地板以避免看到镜子。

当然，做个吸血鬼也有弊端。我将无法迅速在镜中检查自己牙缝间是否有午饭残留；理发时也只能相信发型师的说法；没有带头像的身份证，我将不得不忘掉驾驶和旅行的乐趣。最重要的是，我不能像现在一样健康。

在我的康复中很大一部分工作是重新与自己的身体建立联系。要做到这点，我必须不再回避镜中自己的身影，必须真正地看着自己的身体并接受我所看到的。直接站在镜子前看着自己确实是治疗的重要手段之一。我最终认识到镜子不是用来显示谁更骨感些——是市面上最火的歌手还是我自己，也不是用来决定我是好人还是坏人的。做吸血鬼只会成为我待在进食障碍漩涡中的一个借口。幸运的是，我从未长出尖牙，也没喜欢过吸血这个概念。

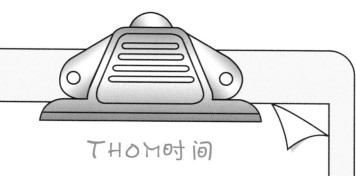

THOM时间

1.高级催眠师

当你读到这，请把注意力转移到你的左脚，把所有的注意力都集中在左脚。想象你的左脚变得沉重，非常沉重。注意左脚的一切感觉。你的左脚继续变得越来越沉重。慢慢读，并且在这些句子间暂停，把注意力更多地集中在你的左脚。它正变得非常沉重，最后你甚至抬不动它。

读上面这段话时你有什么感觉？你感觉到左脚越来越沉重了吗？还是你在抗拒这些暗示？不管哪样，你都在想你的左脚。即使你对自己说"我将不想我的左脚"，猜猜怎么样？再来试试这个：不要想紫色的大象；不要想绿色。

也许你不觉得，但人是很容易被催眠的。Ed就是个高级催眠师。他给你催眠让你认为自己胖，正如本节第一段里让你想你的左脚，感觉它越

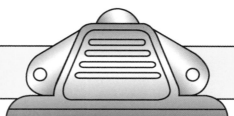

来越重一样，Ed 诱导你把注意力集中到身体所有让你感到不舒服的部位。"注意腰腹部的感觉"是他钟爱的引导语之一。他能使你相信你比实际上要胖，他让你感觉到这一点，还让你在照镜子时看到这一点，就像高级催眠师所做的一切。

在这个练习中你的左脚并没有真的变沉重，你也并没有 Ed 使你感觉到的那么胖。（Ed 正在抗议这个观点。你听到了吗？）写下 Ed 一遍遍重复给你听的催眠暗示，把这张表带在身边，每次识别出新的催眠暗示时就把它们加进去，让它成为你身处 Ed 的迷魂术中的一剂醒神药。

2. 婴儿图片

Jenni 告诉我在她浴室的镜子上贴着一幅婴儿的照片，那是一张她自己小时候的照片。她把照片贴在镜子上作为和 Ed 斗争的武器。

当 Jenni 照镜子的时候，Ed 总是会说些对她外形的看法，他说："你胖。"Jenni 曾经同意他的

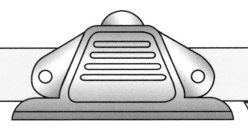

说法，她会看着自己说："是的，我确实胖。"
现在，每当 Jenni 照镜子听到 Ed 的声音，她就会
看一眼照片中的小女孩。直到今天，Jenni 也不能
看着那个小女孩儿说出"你很胖"，相反，Jenni
会为了保护她而去跟 Ed 抗争。她会说："Ed 错了，
你并不胖。"那张照片激励着 Jenni 在 Ed 的枪林
弹雨下照顾好自己。

　　找一张你自己小时候的照片，贴在浴室的镜子
上，或者找一个相框，把它放到床头柜上。试着把
Ed 对你说的话说给照片中的孩子听，你可能会发
现对一个无辜的孩子说她很胖、很丑、没有价值等
是很难的。或者也许你做得到。虽然 Jenni 在这方
面立即遇到了困难，但很多患者可以轻易做到去羞
辱童年版的自己（那不过是把内心一直在想的东西
表达出来而已）。无论是难是易，你都能从中学到
很重要的东西，使自己认识到 Ed 是如何诋毁你内
心中那个孩子的，并练习站出来保护她。

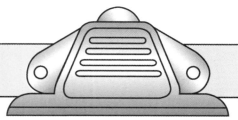

3. 强大的衣服

在和 Jenni 的一次治疗会面中，我的办公室里放满了牛仔裤，地板上、沙发上、扶手椅上，这些是 Jenni 的"厌食仔裤"，是她在与 Ed 的婚姻中穿着的。这些代表着病弱和抑郁情绪的牛仔裤早已不再合身，但 Jenni 还是又花了很长时间才最终断定这些牛仔裤再也不"适合"自己的生活了。

当这些牛仔裤还待在 Jenni 的衣橱中时，它们日日夜夜同 Jenni 讲话。它们说："你很胖。""如果你能再瘦一点就又能穿上我。""你是一个失败者，胖得都穿不上我。"Jenni 不想让衣服这样影响自己，但还是花了很长时间才决定铲除它们。

Jenni 把所有"厌食仔裤"带到我的办公室里，而我们则花了整个治疗时段与这些牛仔裤告别。Jenni 给我讲了每条牛仔裤的故事，我们拿出一个塑料的玩具手枪，Jenni 快速地射击它们，以此象征性地削弱它们对 Jenni 的影响力。治疗时段结束

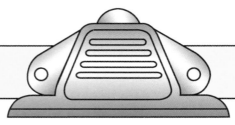

时，牛仔裤们失去了对 Jenni 的影响力，变成了单纯不再合身的衣服。之后，Jenni 将所有牛仔裤装进车里，带着它们直奔慈善捐赠。

对那些不懂进食障碍的人来说这可能显得很傻，但如果你患有进食障碍，你就会清楚地知道我在说什么。你有会对你说话的衣服，对吗？

翻翻你的衣橱，找到那些对你有影响力的衣服。把它们装在一起，带到治疗会面中去，或者找一个可以与其谈这些衣服的值得信赖的朋友。如果你觉得一下子难以做到这样也是很正常的，所以就要灵活些，也许可以把它们打包锁进车的后备箱里一段时间，或者你更愿意把它们寄存在一个朋友那儿。我有一个患者就把她的"厌食服"存在了集体治疗房间的衣橱里。我们都知道那些衣服在那儿，等她决定扔掉它们的时候我们会一起庆祝的。

在做这么困难的事情时，要尊重自己的感受，但同时也要坚定。扔掉那些强大的衣服，你会发现伴随着被 Jenni 称做"安静的衣橱"而来的自由。

4

旋 转 木 马

——康复拾贝

　　暴食—清除—节食的循环有时似乎是无止境的。为了从这个循环中挣脱出来，我学会了忠于自己的目标，学会了在跌倒后爬起来，学会了永不放弃。随着我在康复的过程中不断地武装自己，Ed 也不断地从不同角度向我进攻。但是只要能坚持与 Ed 分离，我就能坚守阵地。第四部分将要向你介绍一些小经验，正是它们让我得以最终摆脱进食障碍。希望你们能从中获益，而不用像我那样深受其害。

Ed的辩护律师

我差点就进了医学院，跟法学院却从没沾过边，可为什么会屡屡发现自己在充当 Ed 的辩护律师呢？当我和别人为体形或吃的问题而争论时，有时会发现自己实际上是在为 Ed 辩护。

比如说，我告诉治疗组中的一个女孩 Stephanie："我总觉得自己很胖。"

Stephanie 回答说："Jenni，你知道吗，你对自己体形的判断根本就不对。你一点也不胖。"

Ed 立刻就要站出来反对，我却忙把他推到一边说："我确实很胖，我的旧衣服都没法穿了，甚至我的'肥'牛仔裤现在都小了。这些都说明我确实是很胖。"

回忆这些场景，我清晰地看见自己站在 Ed 的被告席旁为他而战。他当时肯定拍着我的肩膀说："干得漂亮，Jenni。"我们的对话中甚至还可能有一两次在互相击掌庆祝胜利。这种事不止一次。我还记得和营养师的一次谈话。

我对 Susan 说："我中午下馆子了，所以晚饭我准备只吃一碗麦片。"

Susan 回答："你需要按饮食计划来，晚饭吃一碗麦片根本不够。"

我再次成为 Ed 的代言人，说道："午饭吃了这么多，晚上我肯定不会饿了，吃一碗麦片正好。我吃这些就够了。我不想在不饿的情况下吃很多东西。"

现在，我已经意识到了自己为 Ed 辩护的倾向，因此每当我发现自己在法庭上要站到 Ed 那边去时，就及时地制止自己。一天，在小组治疗时，一场关于我们中间谁最胖的争论悄然而起。

Karen 先说道："我觉得自己不属于这里，因为谁都没我胖。"

Grace 立刻接话："你根本不胖，我才是这里最胖的。"

于是，每个人的"Ed"都跳出来发话了："不，我才是最胖的一个。"

当然，Ed 也在我耳边嘀咕说我才是最胖的，还拿出好多令人信服的证据来。就在我要对所有人大喊我最胖时，我意识到这样做其实是在为 Ed 辩护。

因此，我对大家说："这个话题让我很不舒服，它使我的进食障碍强大起来，让 Ed 变得很兴奋。实际上，我想谈论这个话题对我们每个人都很不利。"

房间里所有的 Ed 都发出一阵哀鸣。我把他们的兴致全给搅了，对他们来说，没有比帮着进食障碍女孩们一起争论谁最胖更棒的事了，因为不管结果怎样，Ed 都会是赢家。

随后，我们的谈话转向内心而不是外表，讨论变得对每个人更有意义，更有帮助（当然，Ed 除外）。

我犯错误了

"我真不敢相信，你居然这么干。你在想什么呢？怎么在工作中犯这么愚蠢的错误？"完美小姐不断地说。有时候她会用她的口头禅："你真是个白痴！"

我头脑中那些不断涌现的话还不仅仅来自完美小姐，Ed 也在不断地插话。甭管我犯了什么小错，对于完美小姐的评论，Ed 都会给出两种解决方案，一种是建议我大吃一顿然后吐掉。"你忘了付这个月的房租账单，"Ed 说，"所以不如去食品店大吃一顿你最喜欢吃的东西。"（有趣的是他从不建议我只需去付清房租账单。）另一种则是建议我什么都不吃。如果我忘了个约会，Ed 可能就会说："哦，那你今天就不能吃东西了。"

最近，我在工作中出了点差错，他就提出了挨饿的建议。"如果你不吃晚饭，"Ed 说，"你就能摆脱完美主义，就能感觉好些。"又说，"如果你不吃饭，就能证明自己是强大的，能自控的，不管在工作中犯了什么错。"当 Ed 论证他的观点时，我定好了晚餐的食谱，当 Ed 告诉我饿着肚子上床会感觉多么好时，我做好了晚餐；当他坚称如果我不吃一切都会好起来时，我却吃了。

过去，在 Ed 和完美小姐的联盟面前，我毫无胜算。完美小姐将我打倒，然后 Ed 出来营救。例如，上大学时，如果我考试时做错一道题，完美小姐就会开始说一些贬低我的话。为了把我从完美小姐手上救走，Ed 向我抛出救生圈。"抓紧救生圈，"他说，"我会把你安全拉上岸。"实际上，他所说的话更像是："抓住所有的食物,你就不必担心自己是否完美。"在进入康复治疗之前,我会立刻抓住 Ed 的手, 得到逃离完美小姐的片刻轻松。他们确实是绝佳拍档。

现在, 不管我脑海里出现什么声音, 我都能清楚地分辨出哪些属于 Ed。对于他的话, 我要单独处理。换句话说, 我在对待 Ed 的话时不会被完美小姐的评论所干扰。不管完美小姐在我耳边如何叫嚷,Thom 教我的跟 Ed 搏斗的方法都会奏效, 我能忽视完美小姐, 用我知道的方法来处理 Ed。当然, 在我反对和违抗 Ed 时, 仍然经常听到完美小姐、"应该怪兽", 或其他人告诉我该有什么感受。在康复和照顾自己的过程中, 我学会了处理这些负性信息的方法。Ed 再也不能指望他的朋友帮忙了, 他们也不再能得到他的支持。我切断了这一曾经主宰我生活的联系,而这,并没有错。

超 人 Ed

他是小鸟，是飞机，是超人 Ed，他总能迅速赶到现场营救。在停车场里发生了一起小的碰撞事故后才几秒钟，Ed 就带着绝妙的解决方法出现了。他并没有建议我重漆保险杠上的小擦伤，而是建议我敞开了暴吃一顿。他说："麦当劳和必胜客就在街拐角那儿，你只要不去参加今晚的小组治疗，就有足够的时间大吃一顿。当然，接下来的两天你就得饿着了。这样你这点儿麻烦就解决了。"而傻傻的我当时只是在想得去买补车用的漆和一把刷子。

幸运的是，我理智地拒绝了 Ed 的建议。我没有暴食，而是参加了小组治疗。而且第二天，我也完成了饮食计划。在小组治疗中，我意识到 Ed 是以多么快的速度侵入我的心里，告诉我应该如何处理车的刮伤。不过，我的反应也一样快："不！"

Ed 难道没有意识到他的话是多么地不合逻辑吗？他居然认为食物是所有问题的答案。当我和 Ed 纠缠在一起时，我采纳了他的建议，获得的是短时的释放和长久的痛苦。和父母吵架了，他建议我不吃饭；一次考试没考好，他建议我大吃一顿。现在，我知道吃或不吃都不能解决这些问题，显然，也不能修好车上的刮伤。

这起小车祸发生时，我已经康复得相当不错了。至今为止，在我状态最佳的日子里有时还是会吃惊地听到 Ed 的声音，但他该知道我的反应只会是一笑置之。如果有一天我居然需要一个白痴的指点，我会很高兴 Ed 一直在那里等着。

忠 于 Ed

在与 Ed 的婚姻中，我是个忠诚的妻子，心里没有别的男人，只有他。即使当我试图与现实中的异性交往时，也总是无法真正投入。比如说，与前男友 Brett 相处时，我就把 Ed 作为双方关系的缓冲器。除了上班，Brett 希望我所有的时间都和他在一起。他在我们的关系中表现出来的嫉妒和控制欲令我气愤，但我的反应是把 Ed 作为防线，让他成为我生活的中心。Brett 或许可以控制我的日常活动，却控制不了我吃什么。我用饥饿赶走愤怒，不吃东西时，我的感觉是麻木的。有时，我又通过暴食把愤怒深深埋藏起来。我对那些 Brett 惹我生气而我抓住一切机会直奔厨房的时刻记忆犹新。在外人看来是我和 Brett 在恋爱，实际上是我和 Ed。只要我还把重心放在 Ed 身上，就根本用不着在乎跟别人的关系问题。

现在，我已经在康复的路上走了很远了。在不断地学习一些以前从未真正面对过的事，这其实让我很害怕。最近，我开始和一个叫 Scott 的小伙子约会。Ed 感到嫉妒，想让我再度成为他可爱而忠诚的妻子。为了说服我回到他身边，他说："Jenni，如果你回到我身边，就不必处理与 Scott 的关系了；有了我，你就不必考虑种种恋爱带来的问题，比如情绪和性。来吧，再给我个机会。"我第一次和 Scott 约会的那天，Ed 试图说服我在 Scott 来之前大吃一顿。那天晚上我对约会有点紧张，于是真的暴食了。我回到了 Ed 身边，他暂时麻痹了我的焦虑。有一次我甚至采纳了

Ed 的建议，取消了与 Scott 的约会，整晚和他待在一起。当一个人可以躲在家中跟所憎恨的人一起品尝苦果的时候，谁又会愿意跟喜欢的人一起出去共度良宵呢？是不是？

我继续与 Scott 约会，Ed 一直争取让我回到他身边。最近，他更是不放过每一个机会告诉我我变得多么胖。约会时 Scott 为我打开餐厅的门，我走在他前面，Ed 就对我说："现在 Scott 正在看着你的肥屁股，纳闷自己为什么要跟你约会。你不可能真要在这儿吃饭吧？你应该像两年前和 Jay 约会那样什么都不点。"

不错，我头几次和 Scott 约会时，Ed 的诱惑都成功了。但我很快意识到 Ed 在干什么——再度夺走我现在的生活，而我看得出他的伎俩，能够选择按或不按他说的去做。Ed 仍不断地在我耳边花言巧语："你的大腿就跟树干一样粗。""你的肚子让我想起米其林轮胎。"Ed 的话让我想起周六晚上酒吧里跟人搭讪的男人，他们常会说："你肯定累了吧，你都在我心里跑了一晚上了。""你肯定是天堂里的天使，因为你的身材真是人间少见。"要不就是，"我把我的电话号码弄丢了，能把你的给我吗？"对待 Ed，我就像对待酒吧里的男人那样：把这些话当耳旁风，掉头就走。

告 密 者

上小学时，我从不会因为打小报告被老师在黑板上写名字。现在我的名字不仅上了黑板，而且后面还打了好多对勾，这是因为我发现了告密的适用之处。为了在康复的道路上不断前进，我们必须把自己的情况告诉治疗师、医生、营养师和治疗团队中的其他成员。

在康复的头两年，我经常不能完成 Susan 给出的饮食计划，而是听从 Ed 的建议。这在我每周给 Susan 填写的进食日志中都暴露无遗。一份典型的进食表格在"周一""周二"下面是"×"，"周三"下面是"暴食"，表示我可能是把家里所有的食物，甚至所有家附近能弄到手的食物都一网打尽了。我从不在进食日志上谎报军情。因为我向营养师寻求帮助是要付钱的，撒谎的话她就没法帮我了。有了这绝对的诚实，暴食、清除、节食才逐渐减少，直到消失。

除了 Susan，对 Thom 我也是百分之百诚实。如果病情反复，他总是第一个知道的人。如果在复发后不想听他的话，我也会让他知道。在我不好的时候，很多次我都试图简单地给他发个邮件报个平安，但最终我都讲出了实情。而 Thom 也得以真正了解我的问题，真正地帮助到我。

我发现把自己和 Ed 之间发生的一切告诉给我的支持团队只会带来好处。除了完美小姐，没有人会因为犯错误或走回头路而看不起我。相反，他们都在康复的过程中支持我、鼓励我。

我意识到在告密这一点上，我没有遵守小学老师的教诲。他们还告诉过我不要以"并且"或"但是"作为句子的开头。但是有些规矩是必须破除的。

内疚海报

谁会在摇滚明星 Jon Bon Jovi 的漂亮海报上贴满各式各样的贴纸？答案是：我。

我承认是我干的，我很内疚。这也正是 Jon Bon Jovi 被贴满贴纸的原因，因为我感到内疚，这是我的"内疚海报"。在外人看来，这只是一张贴满闪亮的星星、幸福的笑脸和各种其他贴纸的海报。而对我来说，这张海报代表了我在康复过程中所取得的进步。

事情是这样的。曾经有一段时间，"我感到内疚"是我的一道咒语。一天 Thom 问我是不是把"我感到内疚"当成了标点符号。

"你说什么？"我问。

"你把它放在每个句子的后面。"他说。

猜猜我当时是什么感觉？

在那次治疗中，我学到了"积极内疚"——Thom 的妻子发明的一个术语，她也是位治疗师。积极内疚是指当我们超出传统，打破陈规——Ed 的规矩时产生的罪恶感。当我们打破有必要被打破的规矩时感到的内疚就是积极内疚。

"这就像是戒除药瘾一样，"Thom 解释道，"积极内疚尖叫着让你回头，告诉你甭想为你自己打算。"积极内疚就像监狱塔楼里的守卫一样，在你越狱时向你射击。

因此，我想到了一个方法来识别甚至庆祝我的积极内疚。当我内疚时，我就奖励自己一枚贴纸，因为对于我来说，感到内疚意味着我正在照顾自己，意味着我终于把自己加入了需要我体贴照顾的人名单中。（后来我还了解到自己没必要照顾到每个人。）我为一天要吃三顿饭而内疚，为在治疗中以我为中心而内疚，为在该说"不"的时候说"不"而内疚。每一次我感到内疚时，我就在内疚海报上贴一枚胶纸作为对自己的奖励。

它很快就被贴满了。起先，Jon Bon Jovi 只是在耳朵上有草莓贴纸；后来他的眼睛变成了金色的星星（我承认他因此变得不那么性感了）；最后，他消失在五颜六色之中。终于，当我不再为那么多事感到内疚时，也就赚不到那么多贴纸了。

但那是在我浪费了好几张漂亮的海报之后。

内疚—奇怪—棒极了

"真奇怪。"我告诉 Thom。

"什么真奇怪？"他问。

"什么都奇怪。我度过了奇怪的一周。首先，我没有为我所做的任何事感到一丁点儿内疚，连完成饮食计划都没感到内疚。没有内疚真是太奇怪了。"

Thom 只是点头，就像治疗师认为患者有感悟了那样。因此我继续说："我甚至把我得进食障碍的事告诉了一个同事，还一点儿都不担心她会对我有什么看法。真是太奇怪了。"

听了我的叙述，Thom 什么也没说就站起来走了出去。过去当在进行一件我很看重的事情时，他从来没这么做过。"真奇怪。"我想。

他回到房间里，递给我一本书《自我原谅手册》，并打开其中的一页让我读。我首先看到的就是"对奇怪表示欢迎"。我读到了一个名叫 Jenny 的女孩的故事，她也度过了类似的奇怪的一周。显然，奇怪这个形容词并不仅仅属于 Thom 的患者 Jenni。这本书里提到的患者在开始应用治疗中学到的东西时，经常会用"奇怪""奇特"或者"陌生"来描述他们的生活。

就像我身上发生的一样，我终于开始接受治疗中学到的东西并将它们用于日常生活当中。我开始摆脱 Ed，真正地照顾自己，用另一种方式对待自己，真正从自己的利益出发。我以前从没想过我能这么做，感觉真的很奇怪。

进入这片新天地也让我感到恐慌。在这里，我发现自己不知道下一刻会发生什么。因为我对过去习以为常的情景的反应已经完全不同了，我开始用新的方式和人相处，担心他们会有什么样的反应，担心自己不会被接受——我害怕船会颠簸。

而我所做的正是在让船颠簸，我根本就是在船上上蹿下跳，而最终发现在未知水域里航行充满了趣味。当这种新的行为模式成为我日常生活的一部分时，这种奇怪的感觉日渐减轻。我开始感觉到棒极了。实际上，这成为了我在治疗中新的标识，我会以"棒极了"作为句子的结束。一日三餐让我的身体感觉棒极了，在需要的时候对别人说"不"感觉棒极了。

在治疗中我了解到，我经历了康复的三个截然不同的阶段。首先，我经历了"内疚"期；接着康复过程中的"奇怪"期慢慢开始了；随之而来的是我最喜欢的部分——"棒极了"。我把它们称为"内疚—奇怪—棒极了"进程。

也许你会发现自己正处于这其中的一个阶段。也许你发现自己正在经历某个我未曾经历的时期。不管你处于康复的哪个时期，重要的是不断前进。如果我在"内疚"或"奇怪"期驻足不前，就永远不可能有现在这样棒极了的生活。只要不断前进，你最终也会感到棒极了。你可以称这一阶段"美妙""奇特"或其他，但不要称"难以置信"。请相信它。

让Ed作决定

在生活中，我有多少次把决定权交给了 Ed？有多少次我感到害怕和担心而让 Ed 替我作决定？不幸的是，答案是数不胜数。

事实上，就在今天，我又被应该如何对待 Scott 所困扰。我们今晚可能要出去约会，这取决于我今天是否能到家，是否会给他打电话。情况非常简单，就是给不给 Scott 打电话，而完美小姐却跳出来长篇大论。

她说："Jenni，如果你给他打电话，他就会认为你时时刻刻都想见到他，你们的关系就会变得具有强迫性，变得不健康，就像你和你的前男友一样。"

完美小姐又继续道："Jenni，你不应该和任何人约会。你没那么多时间可以浪费。他只会想跟你结婚，那样你就会忘掉你的梦想，你的生活就完了。"

完美小姐成功地说服了我。她把给 Scott 打电话这个问题转化成为决定我整个生活的重大问题。我只有求助于 Ed。

"Ed，我解决不了这个问题了，你能帮我解决吗？"

Ed 回答："当然，Jenni，不用担心。"

这里请注意，原来的问题是 "Jenni 要不要给 Scott 打电话呢？" Ed 给出的答案是，"大吃一顿。" 我不知道这个问题和答案之间有什么联系，但 Ed 总能把食物和任何事联系到一块儿。

Ed 继续说："你大吃一顿。这样就会很累、很难受，就不能出去约会了。而且大吃一顿之后，出去吃饭将是你最不想干的事。

你就只想一连几天都不吃饭。"

于是，我听了 Ed 的话，大吃了一顿。这就是决定——我今晚不会出去了，所以也不会给 Scott 打电话。

几个小时后，我坐在这里思忖，为什么会让 Ed 控制了自己的这部分生活。我在想："这会儿我该怎么做，才能尽快夺回交到 Ed 手中的权力？"就算 Ed 认为问题已经解决了，我仍然可以重新考虑并自己作出决定。而我的答案是，我希望今晚能愉快，所以，我要给 Scott 打电话。Ed 大发雷霆。完美小姐再次告诫我，我会如何在一年之内变成不幸的、失败的已婚女人。对他们，我只想说："冷静点儿，我只不过是要拿起电话，拨七个数字而已，别大惊小怪的。"我要一步一步慢慢来。

比较带来失望

你是否曾经感到好像城里开起了瘦人大会？不管你往哪儿看：在杂货店排队时站在你前面的女士，第五大道和百老汇过马路的女孩，在街角市场加油的女人——人人都比你瘦。你不知道有这场大会，你的邀请函也并没有遗落在邮箱里，于是你醒悟到是自己没有被邀请，转瞬间，你看这个世界的眼光就不同了。

在这样的日子里，我想到了治疗中学到的一个句子："比较带来失望。"事实是，我知道自己不能正确评价体形——我的视觉是扭曲的。所以，拿自己和别人比，只会让自己失望。甚至有一段时间，不管是谁进来了，不管她的体形如何，我都会认为她比我瘦。在这些似乎到处都是瘦人的日子里，我就想："比较带来失望"，并将注意力由别人转向自己。

这个简单的句子也融入了我生活的其他部分。现在，只要城里举办全国小姐大赛或美女大赛，我都会想起这两个词。我的快乐再也不由我周围的人来决定了。"比较带来失望"为我打开了通往新世界的大门，在那里我是自由的。

前 十 位

过去我总觉得脑子里似乎有个节目主持人在不停地播放排行榜——播放的不是金曲，而是关于我的负面信息——被进食障碍控制意味着不断的自我批评。这是我过去经常听到的节目单：

1. 你太老了。

2. 你真懒。

3. 你光顾着自己，太自私了。

4. 你不够聪明。

5. 你应该 / 不该这么干。

6. 你不会康复的。

7. 你不够好。

8. 没时间了。

9. 你不可能也不会成功。

10. 你不配得到幸福。

一天在治疗中，我把脑子里主持人的事告诉了 Thom。Thom 想了一会儿后问我："你准备好把这些负面信息从头脑中拿走了吗？"

"当然啦。"我说。

"想象这些脑海中的负面信息是由一盒磁带播放的。"Thom 说。

我马上反问："为什么是磁带？现在都 21 世纪了。你是说

CD 吧？"

"不是。"Thom 说着，穿过屋子，从抽屉里拿出一盒磁带。

他接着说："在这个练习中，你需要想象一盒磁带。想象这盒磁带中记录了你脑海中前十位的负面信息，想象这盒磁带在脑海中一遍又一遍地播放。这是一盒循环播放的磁带。是这种感觉吗？"

"对，就是这种感觉，"我说，"但我还是不明白为什么不能想象成一张 CD。"

"Jenni，"Thom 说，"不要想这么多，跟我做。"

他举起磁带说："你脑海中占据时间最长的想法用长一些的磁带来代表，偶尔出现的想法用短一些的磁带来代表。"

他从磁带盒里拉出一截磁带撕下来递给我，问："这能代表哪个负面信息？"

这截磁带挺长的，于是我答道："'你很懒'，我总听到这句话。"

Thom 把磁带交给我让我试着做。他鼓励我为自己头脑中的每个负面信息拉出一截磁带。当我每拉出一截磁带并告诉他这截磁带代表的负面信息时，他就将这些信息分别写在十个信封里，并把每截磁带放入对应的信封中。几分钟后，我象征性地将负面信息从脑海中拿走了。那天我离开 Thom 办公室的时候，那些负面信息待在我背包中的信封里，而不是我的脑海中。

现在，当这些负面信息再在我脑海中出现时，我就拿出装有这条负面信息的信封。它提醒我这个想法已经从我脑海中拿走了，于是我就让这想法穿过我的脑海自然流走。有时我意识到仍然有某些负面想法在我脑中挥之不去。这时，我就从磁带盒里再拉出一截磁带来放入相应的信封里。现在我终于明白 Thom 让我把这盒又老又没用的磁带拿回家的原因了。

　　我也知道了为什么在这个练习中他要让我想象一盒磁带。他可不希望我弄烂他的 CD。他对我用锤子肯定不放心。

康复过头

有康复过头这种事吗？有可能有一天好得不能再继续接受治疗了吗？有可能实在是"太健康"而不能参加小组治疗了吗？我过去以为是这样的。

我想："我已经连续三个月坚持完成饮食计划了，没必要去找Thom了。"或者我问自己："今晚我为什么要去参加小组治疗呢？我已经连续两周都没有暴食或呕吐了。"或者我说："我已经达到健康体重，没必要再去看内科医生了。"

我过去一直这么想，直到现在，我才知道我错了。几个小时之前，我开车去参加治疗，我想："今天我没什么可跟Thom谈的。我吃得挺合适，感觉从来没这么好过。"后来，Thom开始跟我谈，他问了一个问题，我的情绪就乱了。他问我，为什么周一的小组治疗后，我从不跟姑娘们一块儿去吃晚饭。这是个很简单的问题，但是它让我迅速陷入了与工作狂的搏斗当中。在有那么多的工作等着我回家去完成的时候，我怎么能花时间和朋友一块儿吃饭呢？

治疗结束的时候，我有些沮丧，就对Thom说："我今天来的时候是想我没什么问题了，你可能还会感到乏味呢。可现在，我要走了，却感到我要做的还有很多。过去我一直认为自己康复得够好了。"

Thom安慰我说："要做的还有很多并不意味着你退步了。康复过程中取得的进步还在。你只不过是认识到还有更多的工作要做。记住，我们始终在进展的过程中。"

　　这是意味着我们下半辈子都要接受治疗吗？这是意味着我们不能错过任何一次治疗吗？我并没有这么说。我所说的是，在我看来，更深入地探索内心和更多地了解自己总能让自己获益。现在，每当我觉得自己完全康复了的时候，我就会挑战自我，真正地敞开心扉并挑战自己的极限。比如说，下一次的小组治疗，我就会讨论今天 Thom 问我的这个看似简单的问题。我经常听到人们说赚钱不嫌多（我得承认我在这一点上没什么经验），而我要说的是康复不嫌过。

他何时会罢手？

Ed 什么时候才会停止对我进行控制的企图呢？什么时候 Ed 才能不再骚扰我呢？这是我向支持团队的医疗专家提的问题。他们都说："也许不会有那么一天。"他们看着我的眼睛，告诉我说 Ed 可能永远不会放弃试图控制我的生活。

我不能接受这个答案。"如果 Ed 永远都不会离开，我参加这些治疗还有什么意义呢？"我问，"如果最终他肯定会赢，我还有什么必要和他作战呢？"

但我错了。后来我才意识到，Ed 不断地纠缠并不代表他就会胜利。不管 Ed 试图控制我的意图持续多久，只要我不认同他、不按他说的去做，我就会赢。只要我决定照顾好自己，不理会他不断批评我的言语及试图控制我的手段，我就会赢。

甚至直到现在，我还能听到 Ed 的声音。不同的是，我再也不会听他的话。他还是评论我应该做什么，不应该做什么，我过我的生活——以我自己的方式——最有利于我的方式。

十年后，Ed 还会在我身边吗？我不知道——也许不会，也许我根本听不见他的声音了，也许他还会在特殊的日子里回来——比如说感恩节或其他与食物有关的节日——我没法预料。如果 Ed 消失了，当然好。但是更重要的是，不管他在哪儿，我都能过上充实幸福的生活。

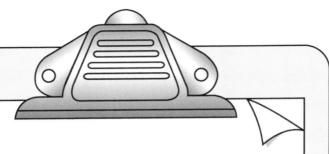

THOM时间

1.定义你的康复

我们一般都能描述出生活中糟糕的事或遇到的困境，却往往很难说清楚自己想要什么。但是搞清楚自己想要什么很重要——找东西之前总得知道要找什么。你能给自己的康复下个定义吗？当想到从进食障碍中走出来时，你都能想到些什么？不是你的父母、兄弟、男友、治疗师或营养师想要你恢复成什么样，而是你自己。这一点你知道吗？

试试这个简单的练习，开始构筑你康复的个人目标。从以下四个层面描述你的康复：心灵层面（目标感、联结感和意义感）、思想层面（你的想法）、情感层面（你的感受）和身体层面（你对待食物和运动的方式）。越具体越好。记住：这是你个人对康复的定义。

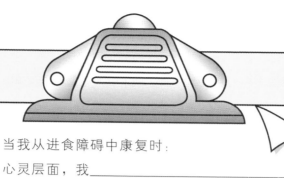

当我从进食障碍中康复时：

心灵层面，我＿＿＿＿＿＿＿＿＿＿＿＿＿＿＿

思想层面，我＿＿＿＿＿＿＿＿＿＿＿＿＿＿＿

情感层面，我＿＿＿＿＿＿＿＿＿＿＿＿＿＿＿

身体层面，我＿＿＿＿＿＿＿＿＿＿＿＿＿＿＿

2. 负性思维

进食障碍的特点就是持续的自我批评。你脑海中的负面想法是否挥之不去？写下你脑海中前十位的负面想法。如果你有一盒旧磁带，试试"前十位"这一章节中 Jenni 做的练习。

现在你要做的是：针对每一个负面想法，写下一个相应的你愿意听到的替换想法。如果你的负面想法是"我讨厌自己"，相应的替换想法就是"我喜欢自己"，或者更切合实际的可能是"我喜欢自己的某些方面""我正在学习喜欢自己"。

当负面想法再进入你的脑海时，试着想想相应的替换想法，并不断地自我重复。通常负面想

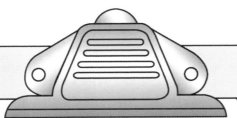

法比替换想法出现的可能性大得多。对自己耐心点儿。在你的日记本里列出正面想法的清单并加以应用。当你意识到自己在进行负面的自我对话时，利用这一机会应用替换想法的清单。

这样做很难，但值得去努力。

3. 写下与Ed的对话

我说过有时候Jenni会通过电子邮件告诉我她的饮食计划。除此以外，我们还将电子邮件应用于治疗的其他方面。每隔一段时间，Jenni会给我发过来她与Ed间的对话。作为邮件的标题，她会写上"Ed/Jenni对话"。当我在收件箱的一堆邮件中看到这个标题时，我就知道Jenni又和Ed碰面了。Jenni发现将她和Ed的对话写下来更有利于了解自己并与Ed作战。下面是一封Jenni发给我的邮件：

Ed：你太胖了，尤其是肚子。你应该节食了。

Jenni：又来了，你又说我胖。这已经不是秘密

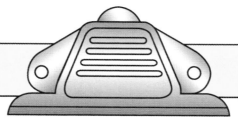

了，Ed，我知道你认为我胖。说点儿我不知道的。

Ed：你确实胖，我只希望你承认这一点。

Jenni：Ed，你欺骗我的眼睛。我知道我不能正确判断我的体形。你是我生活中唯——个说我胖的人。你胡说！

Ed：（无言以对。）

一次又一次地写下这些对话，Jenni 学会了如何难倒 Ed。但这并不是目的。这个练习的目的只是帮助你与 Ed 分离。不管你是否同意 Ed 的说法，把自己跟他分开都是必要的。

试着写下 Ed 对你说的话和你的回答。像 Jenni 那样，也许你也会发现和支持团队的成员分享这些对话能帮到自己。

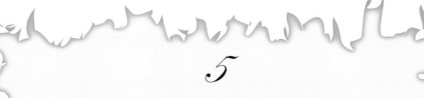

5

Ed最后的阵营

——应对复发

　　复发是一个无法回避的话题。它是会发生的。病情反复很正常，甚至是康复必不可少的组成部分。从每次的反复中我都能得到某些领悟，从而变得越来越坚强。我反复过很多次，而今天的我依然不完美。Ed不会轻易放过你，但不管他如何纠缠，你还是能闯过去。当他阻拦你时，试着不断移动位置，从侧翼突围。第五部分会教给你该怎么做。

我的隐形孩子

"你太胖了，你胖，你胖，我没有提醒过你你很胖吗？"

这就是 Ed 这些天对我说的话。经过了康复治疗中如此艰苦卓绝的工作后，在我内心深处仍有某种东西在相信他。这不是玩笑，我的内心深处有种东西仍然不甘心，仍然死拽着 Ed 不放，那个东西把自己跟 Ed 牢牢地锁在一起而将钥匙丢了。那个东西仍然渴望 Ed。

这让我开始思考：究竟那个东西在 Ed 身上看到了什么，Ed 的魅力在哪里？首先，Ed 向我保证，只要和他在一起我就永远不会长胖；只要永远不长胖，我就永远不会失败。第二，和 Ed 在一起，我就是特别的，独一无二的，与众不同的。毕竟，我是世界上唯一一个有进食障碍的女孩，对吧？那么怎么控制好呢？Ed 帮我把生活打包在了一个系着蝴蝶结的漂亮盒子里。

所以，我猜我内心的那个小东西热衷于 Ed 的承诺。那个小东西不愿失败，它希望自己是特别的，是可以掌控一切的。我怎样才能让那小东西相信 Ed 不能真正地兑现那些承诺呢？

在治疗中，我领会到我并不需要去说服那个小东西，领会到那个紧紧拽住 Ed 的小东西就是我内心的一个小女孩。一个在跳舞班上认为自己很胖的四岁女孩，一个拒绝在生日派对上吃蛋糕的小学女孩。

"你放心让 Ed 来照顾这个小女孩吗？"Thom 有天问我，"以你对 Ed 的了解，你能放心哪怕只是让 Ed 和她待在一起吗？"

这是那些治疗中的关键时刻之一，是我在沉默中积极忙碌思考的时刻。我从未想到这方面。

Thom 继续，"如果你在照顾一个小女孩——假设就是你朋友的孩子——想到她在被 Ed 所控制时你的感受是什么？"

"可怕。"我说。

"为什么会觉得可怕？"Thom 问。

"因为我知道 Ed 会对她说什么，会怎样侮辱和虐待她。我知道他要么会让她挨饿，要么就坚持让她吞下大量的食物。"一切就此变得明朗，"我不会让 Ed 靠近她。"我说。

就这样，我明白了该像对待一个被 Ed 绊倒的孩子那样对待这个女孩。我并不需要去说服她，而是该去承担起照顾好她的责任；我没有必要告诉她哪里做错了，而是自己去做正确的事。虽然害怕，我还是开始承担起照顾我的隐形孩子的责任。

在一次治疗中，我跟内心的小女孩做了个角色扮演，对话如下：

Jenni：你为什么要紧抓 Ed 不放呢？

隐形孩子：他在照顾我。没有他我会害怕。

Jenni：Ed 只是一次次地欺骗你。从现在开始，我愿意来照顾你。我爱你。

隐形孩子：我不相信你。

Jenni：我知道。你有理由这么想。过去我曾把你丢给 Ed 不管，但这一切在改变。我会从现在开始照顾你，保护你远离 Ed。我希望你学着来信任我。

隐形孩子：我愿意试，但这很难。我现在仍然相信 Ed。

Jenni：我明白。我只要你知道，就算你还跟 Ed 手拉着手，我也不会再丢下你不管。

现在，每当我发现内心涌动着某种不愿放下 Ed 的力量时，我知道那是什么——我知道那是谁——那是我内心的小女孩。我会问她需要什么，告诉她那些 Ed 许诺的空中楼阁，我会帮她变成现实。

照顾我的隐形女孩教会我关爱自己，教会我不再因退步而自我打击。毕竟，我不可能去打击一个小孩子——无论是有形的还是无形的。

你的内心有没有一个隐形的小孩？可能你看不见她，但我打赌如果你仔细地听，你就能听见她的声音。闭上眼睛——呼吸——静静地坐着——听。

复　发

一年，我已康复了整整一年，没有 Ed 的影响整整一年了。然后，一天下午，我下班后开车回家，Ed 不知从什么地方就冒了出来，把双手放在方向盘上，控制车。一般情况下，我都不喜欢开车时旁边有人瞎指挥（所谓的"后座司机"），而且我会很快让他们闭嘴。可这会儿，Ed 已经成了"前座司机"，我却什么都没说，绝对没说。

很快，我发现 Ed 正开向我们的老地方——麦当劳。我知道他绝不是想在里面的开心乐园玩玩，不，他这回要来个大手笔。当我们的车子在外卖车道上排队等候时，我的手机响了。我认出那个电话号码是 Lynne 的，她是小组治疗中的一个成员。电话来的真是时候，我正处于复发的边缘，Lynne 就赶来救我了。就好像是一个警察来银行，恰好赶上有人打劫。但与银行出纳员不同的是，我没有大声呼救。不，我让 Ed 接了电话，他告诉 Lynne，一切都好得不能再好了。当然，他没有自报家门，而是伪装成了我。他边跟 Lynne 道再见，边从外卖窗口的女士那儿接过了一大包食物。我们继续上路，一步步走向复发。

尽管已经整整一年没有暴食、清除、节食，它们却又卷土重来了。令我惊讶的是，这些行为比我当初舍弃它们时还要严重。我每天都在为复发感到难受，却仍旧听从 Ed 的指挥。

几天后，我坐在小组治疗中听着周围人的谈话。我没有加入谈话，因为我依然沉浸在 Ed 的陪伴中不想提这事儿。何况，完美小姐也不想让我跟任何人承认自己的康复是不够完美的。不过在小组里即使很少讲话的时候，我也总是能用心听别人说，并常常颇受启发。在这天，Lori 和 Dawn 的谈话就这样飘进了我的耳朵。

Lori：哎，我昨天病情反复了。

Dawn：但你会马上调整自己，重新开始的，对吗？

Lori：也许吧，嗯，我不确定。

Dawn：为什么不呢？你该把复发当成家里的屋顶漏雨一样。

Lori：我不明白你的意思。

Dawn：复发就像屋顶漏雨一样。当你发现屋顶漏雨，就得立即有所行动。坐在那里难过对你一点儿用处都没有。

这番话发人深省。复发就像漏水的屋顶，出乎我们的预料。有时我们并不知道怎么会这样，但必须尽快地加以处理。我们必须把它作为当务之急。仔细想想，如果水不断从天花板漏到你的皮沙发上，你绝不会只顾难过而坐视不管。不，你肯定会立即行动起来，挪开沙发，修补天花板。这就是在复发时我们应该做的。

在意识到迅速作出反应是应对复发的关键后，我便马上重新开始了。我给我的支持团队打电话，我拒绝 Ed，我开始正常地吃饭，而且我的感觉又变好了。当然，从 Ed 带我去麦当劳的那天以后，我还不时地会有几天病情反复的痛苦日子，但我不抱怨，因为过去的痛苦曾是经年累月的。

现在我浴室的镜子上贴着一张字条，上面写着简单的一句话：移开沙发，修复屋顶。

做下一个正确的事

Ed 蒙蔽了我。在恪守饮食计划既不暴食也不呕吐的几个月后，就在昨天，Ed 强烈地要求我暴食。当时的情境对他来说太有利了——我非常饿了，还正好在一个过去经常暴食的地方，而且很心烦。所以，Ed 把握机会说，"Jenni，我非常清楚在这里应该干什么，那将会很有趣——想想以前的快乐时光吧。"在我甚至还没反应过来的情况下 Ed 已经控制了我。我暴食了。随后，Ed 很强硬，他说，"行了，我猜你该回到我身边来了，你还以为自己已经'康复'了呢。当然，明天你得饿一整天来抵消这次暴食的作用。然后，这一周你都得节食。"

"不，"我对自己说，"我不会再走回头路。"在那天暴食后，我拒绝回到 Ed 身边。那一个晚上就足以让我记起和他在一起时泥足深陷的痛苦了。相反，我采纳了不久之前小组治疗中一个女孩复发后别人给她的建议。那就是"做接下来正确的事"。对那个女孩来说，接下来正确的事就是在小组治疗后回家吃晚饭。对我，接下来正确的事就是吃早餐。

吃早餐极大地违反了 Ed 的规则。他说，"吃了早餐，你今天就穿不了那条为参加儿童秀准备的裙子了；吃了早餐，你刚买的那些牛仔裤就得永远待在衣柜里了；吃了早餐，这一周的工作你就得加班加点；吃了早餐，你就是一个失败者。"我承认，那会儿，我基本上认同 Ed 的意见，他的话非常令人信服。但是，即便在认同 Ed 的时候，我仍然可以拒绝他。我当时就是这么做的。

　　食物是我在余下的生命中每天至少要面对三次的东西。不完美的我还会出错，但即使是糟透了的一天也不意味着我没了希望，或又得回到 Ed 身边。奥林匹克滑冰运动员会在为金牌冲刺时摔倒，Hesiman 大奖赛的球员会传球失误，专业歌手有时会忘词，进食障碍患者有时会犯老毛病。但是所有这些人都可以重振旗鼓去做下一个正确的事。滑冰者开始下一次冲刺，橄榄球运动员开始下一个传球，歌手唱完歌，我开始吃早餐。

拿 起 电 话

我今天为什么不打个电话？为什么不在支持团队里找个人说说？这明明很简单——拿起电话拨出简单的七位数字。但我没这么做。然后发生了什么呢？和以前一样，在我未能打出电话的时候，我就会复发。此时此刻的我痛苦而沮丧。

事实证明当我处在屈服于 Ed 的边缘时如果能打出求助电话，我就不会复发。相反，我会和支持团队中的某个人交谈，当挂掉电话的时候，我既不会想暴食、呕吐，也不会想着饿自己。即使 Ed 还在旁边引诱我，吸收了新力量的我也已强大到能够说不。

但是今天，当我开始感到进食障碍好像又要控制我的生活时，我没有打电话，我唯一想到的就是不停地吃。我想用暴食来麻痹自己焦虑不安的感觉。我本该打个求助电话的。我感到了自己的脆弱，我感觉到需要支持——那种拿起电话就能轻松获得的支持，我随身带着一长串的名字和号码。我虽然带着它，却没有用它。于是我复发了。

再回首时，我意识到自己当时为什么没打电话。当进食障碍的思维冒出来时，我并没有及时打住，并把自己与 Ed 分离，而是马上允许他占据了我的身体和头脑，为我作所有的决定。这时，Ed 成了司令官，而打电话求助根本不在他的作战攻略之列。

下次开始冒出 Ed 的思维时，我务必慢下来和深呼吸，务必记得未及时将自己与 Ed 分开就作出反应的后果是什么，务必记得 Ed 会令我多么焦躁和失控。下一次我务必要做的事就是和 Ed

分开，分辨哪些是自己的想法，哪些是 Ed 的。听起来可能就像下面的对话：

Ed：Jenni，今天别吃午饭了。今天工作太忙，顾不上吃饭了。

Jenni：Ed，我知道你在干吗，你就是想再次掌控我的生活。我现在要去打电话求助。

Ed：你没时间打电话。看看桌上那一大堆工作吧。

Jenni：如果我不打电话，最终就又会和你在一起。那样，我才真的没法工作了呢，到时候心里就只剩食物和体重了。

Ed：这次我不会再那样影响你的生活了，只不过要你省掉区区一顿午餐而已。

Jenni：我现在要打电话。

真希望这个场景就发生在今天，可惜没有。真希望能在复发前打出这通求助电话，唯愿你们能从我的教训中吸取经验。要随身携带支持团队成员的电话号码表，更重要的是，去使用它。如果你按那张表从头到尾打下来都没有人接，就从头开始再打一遍。如果还是无人应答，就留言。即使是跟答录机谈谈 Ed 都曾帮我找到所需的力量。事实多次证明，当我独自忍受时，Ed 可以将我打倒，而当我和其他人在一起时，最后挺立的就会是我。

羡慕吧，Richard Simmons

羡慕吧，Richard Simmons（一个倡导有氧运动减肥项目的人物），因为 Ed 来了。不是因为 Ed 穿了弹力塑身衣有多美或别的什么，而是他那鼓动别人从沙发上爬起来进健身房一练数小时的本事。Ed 是等我有了数年的康复经验后才开始使出这套解数的，此前我从未有过控制不住要运动的愿望。他就是不甘心我把离婚进行到底。

我从未想过自己会对运动上瘾，因为我讨厌运动，我对有氧运动、脚踏车，或是辛迪·克劳馥训练的视频没有任何兴趣。运动只是我用来保持健康所必需的一种手段而已。我会很高兴地把一日作息计划表上的运动一项勾掉，庆幸自己已经完成了。可这会儿一切都变了。

这会儿，Ed 要我利用所有能利用的时间去运动，甚至包括工作时间。他为我找出各种理由从办公桌旁站起身四处走动。他的理论就是我动得越多，就会越瘦。他逼着我走"长长的路"去办公室的冷饮吧来消耗更多的热量，这条"长路"包括在工位的隔断之间不停穿梭和围着休息室反复绕圈（难怪我的同事会奇怪地看着我）。还有我那神经质的晃腿习惯——以前工作中的我大约 40% 的时间里会有这个毛病，现在，Ed 要求我每时每刻都这么动，他说通过这种方法我即使坐着也能消耗能量。

星期一，Ed 差点说服我用去健身房代替参加小组治疗——尽管那天我已经参加了一次有氧运动的课程。而今天，在完成了常规健身课程后，Ed 还乞求我再多做一节课。我承认自己有种成瘾性的人格特点，一旦我开始向 Ed 让步，就将会变成一个真正的运动狂。

那么我该怎样做？我将回到根本——将自己和 Ed 分开。我将和他对话，这样就可以知道他要说什么，而我的立场又是什么。然后，我将反对并违抗他。和以前一样，抵抗 Ed 的诱惑很难，而我的对策是一步一个脚印地做，相信滴水穿石。

这些天 Ed 的运动上衣和短裤的使用频率很高，他全副武装地出现在每个角落——捧着我的运动鞋——鼓励我去运动。他说，"Jenni，咱们踩几个小时的自行车吧，这样你的大腿可能会变细点儿。"

我回答："你自己踩吧，我约了朋友喝咖啡。"

"要朋友还是要细腿，选一个吧。"Ed 说。

"不，Ed，要选的话，应该是在你的牢笼和自由生活之间选一个。我今天选择自由。"

明天我还会选择自由。

也许不是太晚

在漫长的分居后，我们签署了离婚协议，各种文件都已生效。这个时候 Ed 却又回来，又一次拜访了我。也许，我们想，只是也许，我们还可以挽回这段关系，也许还不是太晚。我知道很多离婚夫妇尝试过"让我们再给彼此一个机会"这样的事情。奇怪的是，Thom 好像并不理解。他过去非常有耐心——比我对待自己还要耐心得多——但是现在他看上去明显地不耐烦，甚至烦躁。我想我可能知道为什么，但并不确定。瞧，我又回到了那个长期控制我、虐待我的"朋友"Ed 的符咒下。

Thom 常强调每时每刻都是开始康复的机会。如果你掉了球，捡起来接着跑就是了。他告诉我复发（他称之为 Ed 和我的复婚）随时都可以终止，我是可以选择的。就像我刚开始跟 Thom 做治疗时一样，我能听见他说话，却搞不懂他说的是什么。他似乎以为我可以轻而易举地选择站起身离开 Ed。他好像根本不明白发生了什么。我不知道这个耐心、善解人意、又充满智慧的治疗师是怎么了，新版的 Thom 开始让我感到不安。他在回复我的电子邮件中写道，"你想要我帮你今天——马上——终止复发吗？你可以说'不'，仔细考虑一下，如果你说'要'，你就要承诺按我说的做，而不要跟我争辩。"不知为什么，Thom 觉得我最近变得固执了。而我说过，我也不知道他最近是怎么了。

我考虑了他的建议，出乎我的意料（后来 Thom 告诉我他并不惊讶），我说了'不'。我不要他帮我离开 Ed。三年过去了，在那么多辛苦的工作之后，在我的康复获得了惊人的进步之后，我又回去了，就像从未离开过。Jenni 和 Eddie（Ed 的昵称）坐在大树下亲吻。

有些事最终引起了我的注意，那就是短短七天与 Ed 的重聚把我的生活变成了多么可怕的样子。和他在一起的生活一塌糊涂，变化之快难以置信——我没有精力写歌或唱歌；没法在工作时不分心；也不想和朋友们在一起。

我感觉到 Ed 在偷笑，"就跟过去一样。"他说。

Ed 消耗了我所有的时间和精力，没给自己和别人剩下什么。也许挽回我们的关系确实为时已晚。Ed 当然不会承认，但我已经试过了，我不能丢掉所有美好的生活去迎合他。

第二天一早，我给 Thom 发了封电子邮件，内容很简单："好的，我准备好了，请指示吧。"

塑料棒球棒

Thom 递给我一个塑料棒球棒，我开始挥舞。我不是想打中棒球，不，我的目标要大得多，而且是静止的——Thom 办公室里的沙发。我对 Ed 充满愤怒，击打沙发能帮我释放一些挫败感。

我朝 Ed 大喊，"我恨你！我不再需要你！"此外我基本不说什么，只是尖叫。开始，我还在意隔壁办公室的治疗师会怎么想，但很快就放松下来，尽情宣泄。

直到我停下来，Thom 问，"你现在感觉怎样？"

我回答，"我觉得释放，觉得自由，觉得强大。"

我的治疗时段并不总是像这样大吼大叫和使劲地运动。有时我们只是静静地坐着关注自己的呼吸。

Thom 说，"当你吸气时，集中想象把积极的能量吸入自己体内。"我慢慢地吸气，想象把欢乐、幸福和爱带到身体里。

"当你呼气时，"Thom 继续，"集中想象释放负性的能量。"我呼气并想象着忧愁、绝望，还有 Ed 离开我的身体。

在仅仅三次这样的呼吸后，我觉得冷静、平和和放松。仅仅三次呼吸而已。

Thom 教过我很多方法，包括将能量吸入身体来帮助我对付负面的情绪。我不仅在 Thom 的办公室里使用这些方法，在家也用。Thom 甚至曾把那个棒球棒借给我，这样我就可以用它来击打我的床。令人惊奇的是，在击打几次床垫后我的感觉就好多了。我最喜欢的方法之一是站在门口将双臂向两侧伸展，对抗门框的阻力，这能帮我释放被禁锢的感觉，尤其是愤怒和挫败感。另外一个释放能量的方法就是把头埋在枕头里尽全力大叫。这种方法既可以让我把所有的感受都发泄出来，又不会让我的邻居打报警电话。天气好的时候，我会在起床后到附近的公园散步，让整个身体动起来。

我发现让能量在身体中流动是预防复发的好方法。打电话给支持团队的人有助于避免复发靠的就是这个。这些方法帮我更为有效地应对在复发边缘状态时的情绪。打几下家具，用尽肺活量尖叫，或集中注意自己的呼吸后，我多半不再像之前那样想暴食、呕吐或节食。让能量流动帮助我获得面对 Ed 的力量和信心。

Ed 对我这套能量流动法的意见很明确，他说，"你真是个白痴。你对着枕头较什么劲儿哪，哪个正常人会像你那样击打东西和尖叫？这治疗真够傻的，你也一样。"

开始时我同意 Ed 的说法。一听见他的声音，我就会停下正在做的事，反过来照他的指示做。慢慢地，我开始能够相信 Thom，允许自己去尝试一些新东西。又过了很长一段时间我才能不那么紧张，不那么难为情，不那么担心别人怎么看我。最后，我终于可以对着我的家具给出强有力的一击。

现在，当我让内心的能量流动时，Ed 已经无话可说了，他只能靠边儿站。

不必弄清楚

假设你家着火了，而你被困在里面。一名消防员靠近你，催促你马上和他到安全的地方去。同时，Ed 也紧紧拽住你的胳膊但却是要将你推向火海。他说，"我们得仔细查查，弄清楚火是怎么着起来的。如果能弄清楚，就能确保以后不会再着火了。"随着火焰的逼近，你被热浪包围了。消防员就在你的身边，只要你伸出手，他就能拉你到安全的地方。但是你没有，你在忙着听 Ed 的话。

这就是今天发生在我身上的一切，火灾就是我的复发，消防员则是那些鼓励我重拾健康的支持团队，而 Ed 还是 Ed。我没有听支持团队的建议，而是听从了 Ed。置身于复发之中，我想弄清楚缘由。为什么我会复发？将来我可以做些什么来避免类似的复发？这周我该怎么做才能确保不复发？就连 Thom 都认为这是些重要的问题——但是不能坐在火里来回答。Thom 说我必须先逃出生天，才能想别的事。

我承认逃出今天这所燃烧的房子不是件容易的事。Ed 已让我中毒颇深，我真的觉得在开始正常吃饭之前，该把每个问题都想清楚。我只需要再多花一天的时间来沉思。当然，Ed 不会告诉我，到那会儿我可能已经被火海吞噬了。后来，我总算愿意开始倾听支持团队的声音。最后，三个强悍的消防员——Thom、Kristina、Sarah——再加上很强的意志才使我获得安全。现在，我安全了，能正常吃饭和理智地思考。只有现在才是时候坐下来，尝试回答我前面列举出来的问题。毕竟，只有在大火熄灭后，调查员才能进入火灾现场开始他们的工作。

遇到紧急情况时，Ed 总是会劝你按他的方法获得安全。在龙卷风到来时，他不会建议你开车逃生，而是建议乘船。"我们必须到达风暴的中心，"他会说，"只有这样我们才会知道要对付的是哪种类型的龙卷风。" Ed 就是一个会直接向龙卷风挺进的人，是一个生活风暴的追逐者。不要让他将你带上这条路。

不要尝试去弄清楚。

研　究

　　最近三天我又到地狱转了一圈，简单说，就是我这三天又复发了。Ed 说我在这三天里简直像个天使；我的声乐老师 Judy 则说我是花了三天时间为写作本书搞研究来着。她说的对，那三天我重陷进食障碍的深渊，而我总是试图从这样的经历中学到一些新的东西———一些可能帮助跟我类似的其他人的东西。

　　我是在一天下午工作时复发的。Ed 不知从哪儿冒出来跟我说应该去暴食。我没有把自己跟他分开和反对他，而是马上顺从了他。"好，"我说，"这些加了软糖和花生酱的小甜饼应该可以解决我今天所有的问题。如果它们不行，那些奶油夹心蛋糕肯定行。"在暴食了整个下午后，Ed 说："你该把今天的治疗预约也取消了，好好放松放松，今晚我来给你安排吧。"那一刻，我终于跟 Ed 分开了，我说："我今天要去做治疗，你不能阻止我。"他没能阻止我。在治疗中，我说了所有事情，甚至还打了两个支持电话。当时我打给的两个女孩都没接电话，Ed 说："棒极了！要是她们晚上回电话，咱们也不接。"我回答："没错，Ed，'咱们'今晚不会接电话，但是我会。"

　　我跟我的支持团队不仅通过电话，还用电子邮件保持联系。我给支持团队的每个人都发了一封 SOS 的电子邮件。我告诉他们我很痛苦，需要鼓励。我甚至决定给自己再另加一个支持小组，那是一个在每周四晚上进行的小组。我去了小组，真的再次找回了我的力量。事实上，我离开支持小组时心里只有一个念头：我要去吃晚饭。整整一天 Ed 都告诉我说必须饿着自己。在参加支持小组之前，我一直听他的。但是在参加之后，我知道自己有了违抗他的力量。回家后不管 Ed 如何威胁说在晚上十点吃东西会长得很胖，我还是吃了晚餐。我吃了，之后带着全新的自由感觉上床睡觉。

今早起床后我感觉又变回 Jenni 了。帮我熬过复发的就是和支持团队保持联系。在每个角落，都会有人告诉我——我可以打败 Ed。人们给我打电话、发邮件、面对面地跟我说。我不能无视这些支持，我也不想。知道有很多人在背后支持我的感觉真好。

在大学，我做过很多研究报告，获得了生化专业的学士学位。每个报告中最重要的部分就是结论。所以，我必须将对于 Ed 的最新的调查总结如下：如果我和我的支持团队保持联系，Ed 就没有能力将我打倒。如果我不是一个人，Ed 就不会赢。我永远不必和 Ed 孤军作战，你也不必。

一　天

一天。回到 Ed 身边只有一天，我的生活就变得混乱和失控。即便不到 24 小时的重聚也足以带来愤怒、悲伤和无望。每次重聚，Ed 都变本加厉，造成更大的破坏。保持康复的时间越长，一旦复发就显得越糟。现在一旦复发，我的日常生活便立即搁浅——不能完成工作，不能唱歌或写歌。事实是，我再也承受不起为 Ed 失去生活中的其他东西，我给他的已经够多了。这就是我昨天为什么最终决定吃晚餐。

"你吃晚饭了吗？"昨晚到了 Scott 家时他问。这是个看似简单的问题，只有两个可能的答案，"吃了"或"没吃"，但是却使我陷入了痛苦之中。我心想："不，我没吃晚饭。我又陷进去了，Ed 已经把今天定为'绝食日'。"

在去 Scott 那儿之前，我已经去过了一个支持小组。病友们鼓励我找回自己的力量，尤其鼓励我要告诉 Scott——我真的需要吃晚饭。

当我最后回答 Scott 的问题时，我说，"Ed 今天不让我吃。可事实上我真的需要吃，我现在就需要。"我能觉察到 Ed 以为我在虚张声势。

"想吃点什么？我给你做。"Scott 说。

"没那么简单，Scott，"我说，"Ed 说我今天要是吃了东西，就是一个软弱的人。如果我够强大，今晚就不该吃饭。"

显然 Scott 并不是按照 Ed 的准则在生活，他也不知道在"绝食日"吃东西的后果。他迅速反驳说吃晚饭才代表强大，而非软弱。

随着我们的交谈，我越来越想吃晚饭，但是还有些东西挡着我——Ed 说所有人，包括 Scott，会因为我吃饭而看不起我。我把这些想法告诉了 Scott。

"为什么别人会因为你吃饭而看不起你？每个人都要吃。我们只有吃才能生存。"他说。

"对啊，我想要生存。"我说。

所以我吃了晚餐。Ed 在我吃饭时不断地大叫："你就是一个失败者，一个输家。"他说我毁了我的一天。但在内心深处，我明白自己刚刚逃脱了一次非常具有破坏性的复发。我又回到了康复的路上——虽然有过动摇——但是已经准备好去面对一切可能的挑战。

让人欣慰的是，不管 Ed 的反攻多么疯狂，我总是可以依循康复的基本原则来逃出魔掌。那就是要听清楚 Ed 在说些什么，然后违抗他。与 Ed 分离总是有用的——不管你康复得有多好，或者复发得有多重。我无需再花上 24 小时与 Ed 纠缠，一发现 Ed 登场，我就能作出反应，很快回到正轨。我不会再给 Ed 机会了，一天也不会！

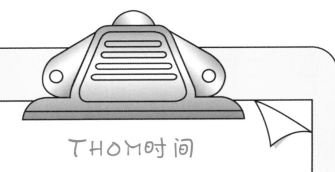

THOM时间

1. 911 应急卡片

预防复发是 Jenni 康复中的一个重要的组成部分。她找到了很多方法来防止复发，我则鼓励她把它们做成一个"911 应急卡"。Jenni 决定制作这个卡片并随身携带。卡片的一面，Jenni 写了一些支持团队成员的电话号码，另一面写了过去曾确实有效阻止了复发的做法。下面是 Jenni 的"911 应急卡"的一部分：

- 释放能量：
  - 伸双臂对抗阻力（站在门框前伸手臂压门框）。
  - 吸入（好的能量）。

    呼出（坏的能量）。
  - 击打床。
  - 对着枕头大喊。
- 与 Ed 对话，分离——反对——违抗。

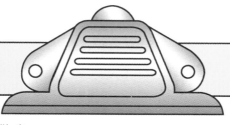

- 散步。

- 给支持团队的成员打电话。

制作你自己的"911 应急卡"。你可以把它做成信用卡大小放在钱包里。Jenni 是把卡片塑封起来和钥匙链穿在了一起。关键是要随身携带，在需要时使用它，以防复发，继续康复之旅。

2. 干预复发

你有没有发现自己在某些情况下注定会复发？在每次复发前是不是总有一些事情发生？比如，Jenni 过去往往在工作中遇到某些特定的压力事件时复发。你对复发相关的模式了解得越清楚，就越能有效地在复发开始时打断它。

回答下列问题，用这些答案来提高你干预自身复发的能力：

- 导致你复发的最危险的扳机事件是什么？

- 当你碰到这些情况时是否总是复发？如果不是，你当时都做了些什么防止复发？

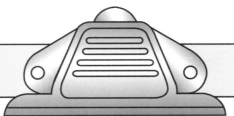

● 你的复发是怎样开始的？以一个想法开始，还是以一种情绪或一种躯体感觉开始？

● 以 1~10 作为衡量的尺度（10 是非常强烈），你有多想学会成功地阻止复发？

● 你愿意认真去做一件什么事情，来干预阻止下一次复发吗？

● 关于复发，最适合你的问题有哪些？

3. 抗 Ed 剂

除了"911 应急卡"外，Jenni 还自创了一种特别的"抗 Ed 剂"，用来帮助她在复发的暗流涌动时保持强大。这个"抗 Ed 剂"很简单，就是她写给自己的一封信。那是 Jenni 在康复状态良好时未雨绸缪地写给处于复发边缘的自己的一封信。我把它看做是可以穿越时空的信，是一个处于康复状态的强大的 Jenni 写的信，将会被递送给一个在未知的将来脆弱、挣扎的 Jenni。

打开这封信，会让她记起 Ed 的可怕和可憎，并向她自己伸出援助之手。下面是 Jenni 的信：

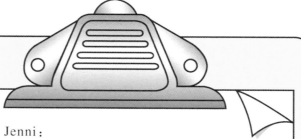

亲爱的 Jenni：

你现在觉得快要被压垮了，似乎已经完全失控。而我要告诉你的唯一一件事就是：你可以选择。你没有必要求助于Ed。是的，我知道过去Ed是让你离开那些感受的救星。而且短时间内，他好像真能做到。可时间一长，你就会后悔和他在一起，因为他使你觉得压抑和悲伤，他也从不遵守承诺。我刚刚战胜一次复发，真希望之前能在听到Ed的第一声呼唤时就对他说"不"。而你现在就可以这么做。

爱你的，

Jenni

准备你自己的"抗 Ed 剂"——写一封简短的信给自己，随身携带，当你有复发的危险时阅读它。随着康复进程的巩固，你可以不断修订这封信，把你在康复中所得的更多的智慧增补进去。这封信可以帮你记起 Ed 曾带来的痛苦，并鼓励你坚守康复的堡垒。

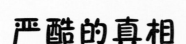

严酷的真相

——严肃对待你的好转

　　为了从进食障碍中康复，我不得不作出决定——
不惜一切代价改变我和 Ed 的关系。这代价包括健康
地吃，参加必要的治疗会面，以及打电话寻求支持。
我不得不心甘情愿地承受康复过程中的痛苦。最终，
所有的一切都是值得的。康复中的某些部分看似不
可逾越，但我用今天的生活证明那是可以做到的。
第六部分会帮你对健康作出真正的承诺，助你走过
康复路上的重重困境。

康 复 第 一

现在是晚上，是进录音棚录音的前夕；明天，我的声音会被刻录成 CD，成为不朽。这会儿的我不想暴食和呕吐，也不想节食。事实是，我一直遵守饮食计划，这么做保证了我明天能够把注意力集中在录音上。换句话说，正是因为我最终把康复放在了生命的第一位——重于我的歌唱事业——才得以在录音时集中注意自己的歌声。

但以前不是这样的。在我的优先事件列表里，康复被挤在最下角，真正关心的事情被整齐地写在"要做"之下：为我认识的每个人寄生日贺卡，出席纳什维尔每个演员的每场演出，为我家三十公里范围内的任何特殊场合做茶点。而实际上，在我把康复放于这些事情之上之前，我在心里忌恨每个过生日的人，在演唱会上也听不进任何人的歌声，更不敢吃一口 Jenni 的拿手点心。

除此之外，对音乐生涯的追求也比康复重要。写歌是不参加小组治疗的绝佳借口。可在跳过小组治疗的晚上，我写的东西毫无灵性。有 Ed 在身边聒噪，我怎么可能写出好作品呢？在和 Ed 合作写作的时候，我们没有写下名为"为你挨饿"、"别吃东西"，或"除了一只玉米热狗什么都别吃"这样的歌曲已经让我很吃惊了。

只有在我把康复当成头等大事后，我才得以集中精神做生活中其他想要完成的事。我一直担心 Ed 会在我进录音棚的前一天捣乱，可这会儿我环顾四周，并没有看到他。当然，他可能正在屋外的车子里精心布置陷阱，等着明早捕获我。但只要我把康复放在第一位，就能平安地跨过去。

不惜一切代价

"你情愿做些什么？"

小组中的一个病友一遍又一遍地问我这个问题。当我的回答变成"我情愿不惜一切代价"时，才开始了真正与 Ed 的分离。

那么我都心甘情愿地做了些什么？我遵守了每位自己花钱请来的专家给出的治疗建议；我不在办公室附近的收费停车场停车，而是来回步行一公里把车停在无法抵挡雨雪冰雹的免费停车场，把节省下的钱用来支付治疗会面；我把饭带到飞机上吃，因飞机上提供的花生和健怡可乐不能满足五大食物种类的标准；刚开始的时候，为了给一些真正的食物腾出地方，我还不得不把冰箱里所有 Pepper 博士牌的减肥食品都拿走；我还曾经在马拉松长跑的半途中停下来，因为全程的任何一个驿站都没有午饭供应；我甚至放弃过一次面试，因为它与午饭时间冲突了。总之，无论环境如何，为了康复，我情愿做任何需要做的事。

当我变得"情愿不惜一切代价"后，Ed 迅速制订了反攻计划。这个伟大的计划是"他也不惜一切代价"（他总是很没创意）。但无论他做什么，我都情愿更进一步。例如，Ed 说："如果你这么晚了还吃晚饭，一夜之间小肚子上就会长 10 斤肉。"他总是强调身体的某个部位。令 Ed 吃惊的是，我情愿长 10 斤肉，也要吃晚饭。（迄今为止，我还没有因为某顿晚饭吃得比较晚而在第二天早上体重增加。）

"情愿不惜一切代价"意味着面对 Ed 凭空抛出的任何威胁，我都情愿犯险。你呢，你情愿做些什么？

痛失所爱

我驱车前往 Brett 的住处，脑子里只有一个念头——我要和他分手。我受够了他控制、虐待的天性，我要回到自己的生活。我做到了。

获得自由的感觉真好，可同时，我必须承认跟 Brett 之间的一些东西的确让我怀念。以前，我喜欢听他唱歌、弹吉他，直到很晚；我喜欢他逗我笑的方式；我还怀念那种可以专门为一个人做些特别的事情的感觉。分手后，我确实摒弃了我们关系中糟糕的部分，但也痛失所爱的部分。

当我决定与 Ed 离婚时，情形也是如此。我确实怀念他带给我的一些东西。没有了暴食带来的即刻麻木，生活变得很艰难。暴食时，我没有压力，脱离现实，一切都显得无所谓。我也不得不放弃包括呕吐、节食和过度运动在内的所有清除行为，那是让我暴食后可以不长体重的神奇办法，令我释然。当然，我也怀念挨饿的快感和伴随的虚假的控制感。我真正怀念的，是 Ed 使我感到自己与众不同的感觉，他说我比其他人都强大。

他说："Jenni，别人都那么脆弱，他们对食物实际上有种迷信，真的以为自己需要吃。像你这样的控制力，他们只能望洋兴叹。"

当我第一次试着离开 Ed 时，我错误地以为能够只去掉他带来的不好的东西。我为能去掉他给生活带来的疯狂而兴奋；为能去掉注意力的不集中和精力的耗竭高兴不已；我迫不及待地期盼着不再被食物和体形缠绕的那一天。我很明确地想要摒弃所有不好的东西，但没有准备好放弃好的东西。所以我向 Ed 妥协了。

Jenni：我今天要吃饭，因为这是康复所需要的。我得吃饭，这样才有精力唱歌和写作。

Ed：好吧。你可以吃，但不能长体重。如果你长了体重，你就是个失败者，什么特别的地方都没有了。

Jenni：行，就这么定了。

我的妥协没有奏效。例如，为了追求梦想和真正地生活，我需要能量，就不得不遵守饮食计划，这样就势必长体重。

无论我多么努力地想只去掉 Ed 带来的不好的东西，都无法实现。我总是不可避免地又回到他的怀抱。所以我最终决定全心全意地投入到康复中，并忍痛割爱。这是一个长期、艰难的过程。

如今，我不再怀念曾经从 Ed 那儿得到的东西，因为我在生活中找到的已足以替代 Ed 所给予的。我不再需要 Ed 来让自己觉得与众不同，因为我知道自己在很多方面都是独特的——我的音乐，我的写作，还有，我就是我；我也不再需要 Ed 来为生活减压，相反，我有其他方法处理压力，如舞蹈、瑜伽，还有深呼吸。我再也不需要 Ed 的任何部分了。

当我向前男友提出分手时，他说我迟早有一天会后悔。Ed 也说了同样的话。我迄今还没等来那一天，而在那之前，我只需一天一天地生活，并享受生命中的每一步。

没有乐趣的部分

我正盯着面前的一份阳光早餐，它完全符合我的饮食计划。我想在这个世界上做的最后一件事就是吃饭，可这会儿要做的最重要的事也正是吃饭。这就是康复过程中没有乐趣的部分，坦白地说，这是我所憎恨的部分。忍着 Ed 在耳畔的尖叫去遵守饮食计划，这过程充满挑战和痛苦。

康复的其他部分相对来说总是充满乐趣。在个别治疗中我经常有机会玩棒球棒、玩汽笛，或者和一个名叫"应该怪兽"的木偶玩，有时甚至还会学点儿小魔术；小组治疗里则常常充满了笑声，我们戴面具、做角色扮演，有时甚至还会把枕垫撕成碎片，跟病友们的交谈以及彼此了解都很有意思。当然，在治疗中也常常会有激烈震撼的时刻，我会情不自禁地哭泣，或者释放积蓄已久的愤怒，但这些时刻最终使我感觉更好，更加平和。如果康复只是由这些治疗组成，那么我就会是一个快乐的野营者，并且坚韧不拔。

可惜在进食障碍的康复王国中，总是会有人提到食物。最终，所有的乐趣和游戏都将结束，你会发现自己盯着一盘食物。你知道自己需要进食，但 Ed 会给你另外的建议。他的主意可能是"一口都不能吃"，也可能是"吃光盘子里的所有东西，然后再吃更多"，他甚至还会建议你饭后做一些事情。此外，完美小姐会密切关注你的体形，细查你放入嘴里的每一口食物。进食，不会充满乐趣与神奇，也不会令人振奋。它是没有乐趣的部分，却也是康复必不可少的一部分。

建立一个好的饮食模式是极其艰难的。如果你跟我有相似之处，就该准备好迎接众多的起起伏伏和峰回路转。而只要建立了规律的饮食计划，你终将享受到巨大的自由与充沛的活力。

所以下次，当你跟一份"标准"饭菜单挑时，别指望去逗乐它们来活跃气氛。唯一的办法就是吃下它、接受它。开始时那不会是个愉快的经历，而最终将恰恰是康复中的这个部分给你新生，给你真正实现梦想的能力。颇具讽刺意味的是，正是这没有乐趣的部分，最后能使生活充满乐趣。

你 怎 能？

"当飞机正撞上世贸大楼，你怎么还能想着去什么食品店呢？""当恐怖分子正袭击美国，你怎么还能惦记着做午饭呢？""当成千上万的生命顷刻逝去，你怎么还能关心什么饮食计划呢？"这些都是 Ed 在 2001 年 9 月 11 日提出的问题。

Ed 常常会利用一些悲剧性的境遇来达到自己的目的。他常会问，"这种时候你怎么还能这般自私呢？"以此来使我对康复感到罪恶。在我生命中的其他一些时期，Ed 还问过这些问题：

"12 个年轻的大学生刚刚在一场意外中惨死，你怎么还能把精力放在自己的康复上呢？"

"你的朋友正在一场莫名的疾病中挣扎，你怎么还能在这儿担心自己晚饭里的蛋白质够不够呢？"

"不负责任的狙击手正伤及无辜，你怎么还能把时间用在自己的治疗上？"

"俄克拉荷马州刚刚发生炸弹爆炸，你怎么还能在这儿操心自己的早饭呢？"

Ed 毫不迟疑地利用他人的痛苦和遭遇分散我投入到康复中的精力。他说："Jenni，你所做的都只是在自己身上花费时间，总是越陷越深，总是努力爱你自己。其他人呢？世界呢？康复已经把你变成一个极度狭隘而自私的人了。"这就是 Ed 所说的话。

在治疗中我意识到，想充分帮助别人的最好方法就是先照顾好自己。在良好的康复状态时，我头脑清晰，注意力集中，能够倾听，也能够共情。我能给需要帮助的朋友带去真正的慰藉，有更多的精力用于帮助他人。我能做很多事，比如开车去探望朋友，邮寄慰问卡，甚至给红十字会献血。康复使我能把自己最好的部分呈现出来。

当与 Ed 纠缠不清时，我没法真正为别人着想。我的注意力只在一样东西上——食物。我思考怎样得到更多的食物，怎样清除掉所有的食物，或者怎样逃避食物。朋友在我怀里哭泣，而我能想到的却只是待会儿要暴掉的那一大盒饼干。因为我的思想都被 Ed 占据，我实在无法真正地倾听和支持。我能做的最好的事情就是伪装。

现在当世界发生任何灾难时，我都能想象到 Ed 会怎样唏嘘。如果城镇有火灾发生，Ed 会说："别人的房子正被大火吞噬，你怎么还能去看医生呢？"或者是针对世界饥荒，他可能会说："其他人正在挨饿，你怎么还能吃晚饭呢？"他会一遍遍地告诉我康复是自私的。

实际上，自私的是 Ed 而不是康复。他为了自己的需要无所不做，包括撒谎、欺骗和偷窃。他为了自己的目标，从不顾及别人的感受。他确信任何时候自己的欲望都优先于其他人。所以当 Ed 说我自私时，我只是让他好好照照镜子。如果他想看到真正的自私，它就在镜子里。

不会和不能

墙在摇晃。我焦虑不安，危险似乎无处不在。我害怕得忘了该怎样呼吸，觉得好像必须马上做点什么。时间在流逝，我想麻木自己，想摆脱这座晃动的墙。我知道怎样可以摆脱——暴食，但那就等于又投靠了 Ed。我不会那么做的。我能做，但不会去做。

在治疗中我学到了"不能"和"不会"之间的本质区别。"不能"意味着我既没有选择的余地，也没有对生活的掌控；而"不会"则代表我有选择的余地，并且能够掌控我的选择。当我说"我不会去暴食"时，其实是对自己的行为承担起了全部责任，积极地行动，而不是坐以待毙。我当然"能"直接呼叫 Ed，而他会告诉我什么东西最适合去暴。但现在我"不会"那么做，我选择说"不"。

Ed 恨死了我从"不能"到"不会"的转变。他更喜欢我对生活没有掌控力的日子，那时他可以轻易地潜入我的生活并取得控制权。那会儿当他说，"这顿饭别吃了，没什么大不了的。"我就会说，"不，我不能那么做。"马上，这个"不能"就暗示给Ed：这出戏不是我说了算，在吃与不吃的问题上他有一定的发言权。于是他会说："你当然能，你只需要告诉每个人你已吃过午饭就好了。"而多数时候我都采纳了他的建议。现在，我会说："不，我不会那么做的。"这种从"不能"到"不会"的改变意味着我是老板，我说了算——我已决定按饮食计划吃饭，没得商量。

所以，当我今天坐在这里，觉得周围的墙都像在晃动时，Ed

仍想让我暴食：

> Ed：Jenni，只要你打开冰箱门，墙就不会晃了。
>
> Jenni：我不会那么做。
>
> Ed：噢，你当然能那么做。
>
> Jenni：我知道我能。
>
> Ed：那不就结了吗？
>
> Jenni：我不会那么做。
>
> Ed：你能。
>
> Jenni：我不会。

我甩出了王牌，Ed 无机可乘。

现　实

一点没错，给 Ed 机会的话，他会把你杀死。在所有与 Ed 离婚的原因中，这是最重要的。进食障碍是所有精神疾病中死亡率最高的。记录并未显示 Ed 的受害者们死于厌食或贪食。据报道，他们死于心搏骤停、肾衰竭，或其他躯体并发症。如你所知，这不单单是吃的问题，它影响的是你的全部——包括你的精神和躯体。当然，Ed 会慢慢地开始行动，只是在吃上处处限制，但雨滴很快成为暴风雨。

如果你跟我一样，你会想："我暴食—呕吐没那么频繁"，"这不会发生在我身上的"，或 "我已经这样生活了很多年"。某天，我在网上浏览，发现很多患进食障碍的女孩都有过一模一样的想法。15 岁的 Kristen 在五月的某个周末兴致勃勃地去野营时也这样想过。星期一，她的父母在床上发现了她的尸体——Ed 做得太过了，急救人员再也没有听到 Kristen 的心跳。

你也可能会想："这不会在我身上发生"，"我挺胖的"，"我体重正常"。这些只是 Ed 操纵你的手段，使你认为他并不是什么大麻烦。他会说："你怎么能想到自己会死呢？你并没有那么瘦。你骨头上是有肉的。"事实是，即使医生说过 Kristen 的体重是正常的、健康的，她还是死了。

Ed 才不管你的体重、年龄或别的什么。我在网上读到 Kristen 的事的那天，还搜索到 Melissa、Stephania、Deborah、Chantel、Andrea……她们都死于进食障碍。亲人和朋友为纪念她们而设置了网页，尽管 Ed 已夺去了很多人的生命，但他并没有赢。我们会从 Kristen、Melissa 和 Ed 的其他受害者身上学到经验。我们必须知道不管 Ed 的目的是什么，如果我们给他机会，他就会毁了我们。用这些加快你与 Ed 离婚的进程吧，与 Ed 离婚不仅代表了一段虐待关系的终结，也代表了活下去的决心。

少数派掌权

要是你并不在乎 Ed 会不会杀死你呢？即使死亡的威胁吓不倒你，你内心还是有一小部分想要活下去。你要问我怎么会知道？是你正在读这本书的事实告诉了我这一点，你身上有某种东西不愿死去，有某种东西渴望康复。你可能根本听不到它的声音，因为那不在意生存的大部分正在你的脑中咆哮。你需要细心地倾听，才听得到那个想为生命而战的声音。

这个声音不会呼喊着说"康复万岁！生命万岁！"不，它很可能会说的是："也许，康复是有可能的；也许，康复是值得的。"

康复的动力在开始时无需很大，每天能找到足够的动力把你带到第二天就行了。那可以是你为未来规划的某个美好的晚上，也可以是对朋友的一个承诺，或者是一部即将上映的电影。

治疗小组里的很多女孩都是从其他人的关心中获得动力的。为了不再使家人和朋友伤心，她们愿意继续自己的康复之路，继续做正确的事情。你也可能从其他人那里发现动力。

又或者，你会像治疗组里另外的一些女孩一样，认为没有人关心自己。在一次小组治疗中，Kim 肯定地说："我觉得很孤独，这个世界上没人关心我是死是活。我还不如死了的好。"

其他人马上开始反驳。有人说，"Kim，不是这样的，肯定有人关心你。"

Hilay 补充说，"我们就都很关心你。"

Kim 耸耸肩，"我只是不能相信罢了，因为我确实感到离每个人都很远。"

很明显，Thom 知道，尽力使 Kim 相信她不相信的事情是没有意义的。所以，他把话题转到另一个方向。"Kim，"他说，"你说你感到孤独，那种感觉是什么样的？"

Kim 慢慢回答："寒冷而令人害怕。"泪水开始在她脸上滑落，她继续说，"孤独使我很抑郁，我觉得自己毫无价值。"

Thom 给 Kim 时间来表达感情，他鼓励我们其他人倾听，而不是试图把 Kim 从痛苦中拉出来。之后，他问 Kim："你现在觉得怎么样？还是觉得孤独吗？"

"实际上，"Kim 说，"我觉得好点了，跟小组更近了。与能理解的人谈这种感受，感觉很好。"

当一个人在小组中表达了之前压抑了的情感后，她通常会感到与房间里每一个人的距离都拉近了。这种联结感帮助他们认识到小组是一个家庭，它真正关心着每个成员。

Kim 那晚结束小组治疗时有一种 Thom 称之为"合理质疑"的想法——也许，只是也许，她并非一只迷途羔羊；也许，小组里的其他人真的关心她。

如果你和 Kim 最初在小组的感受相同的话，跟你信任的人表达出来同样可能会有所帮助。你可能想谈谈你的孤独和抑郁，跟那个人分享这些感受能让你觉得与他更加亲近。你甚至可能在谈完后相信有可能那人确实关心你——你也可能产生"合理质疑"。

当然，我们的长远目标并不是为别人活着。但如果现在有这么一个关心你的人，能激励你留在这个星球上持续努力，那是很好的。无论什么，只要起作用就行。现在的动力不见得非得是你长久的动力。总有一天，你会为自己，而不是为别人而活。

要想康复，必须自己承担起寻找动力的责任。记住，最初，动力可能不会轻易出现。他可能只是你身上很小、很弱的一部分。一旦你发现它，就要全力支持它，让它掌权。让这个少数派掌权，引领你走向你做梦也想不到的生活。

路　障　带

有些书建议，为了防止暴食，要把冰箱和橱柜门都锁上。我从没这么做过，因为我一个人住，无论我自己还是 Ed，谁拿着钥匙我都信不过。取而代之的是，我在厨房入口处拦上了一条长长的路障带。没错，我想把自己挡在厨房外面。我还真相信这个奇妙的发明能在我下次想暴食时阻止我。

紧接着，那种"墙正在摇晃"的感觉又出现了——我焦虑不安，紧张的不是哪件特别的事，而是所有事。我惊慌失措，忘了该怎样呼吸。马上，从厨房传来安慰我的尖叫声，是 Ed。不知怎的，他已经跨越了我设的路障。"Jenni，进来吧。"他鼓动我突破路障去找他。

我花了不到几秒钟的时间就把那晚早些时候信誓旦旦设置的路障带摧毁了。我现在完全相信，花再多的力气，设再结实的路障带都不会有什么用。

无论什么时候，我有了想要暴食的糟糕想法后，都想马上摆脱掉。我试过各种办法——把食物泡进水里，但又会去商店买更多的东西来狂吃；试着喝苏打水来代替暴食，一趟趟地走到冰箱前抓出一罐一罐的苏打水，最终总有一次，我的手会抓向奶酪、饼干和花生酱。

为什么我找不到一种有效的行动能让对暴食的需要自动消失呢？因为没有哪种神奇的行动能赶走暴食前的那种可怕的焦虑感。好在这种感觉必然会随着时间的推移自然消失。我们需要做的就是坐在那儿感受身体的变化，这是我们所必须经受的。我们可以给支持小组的成员打电话来帮助自己好过些；也可以通过专注呼吸法，甚至通过击打枕垫来把这种感觉宣泄出来。重要的是要记住，无论感觉多么糟糕，那总是会过去的。需要的是耐心和信任，而不是食物，当然也不是路障带。

骨　头

Julie 一天晚上来参加小组时告诉了大家她最近从医生那儿拿到的诊断。"我刚刚拿到了我的骨密度扫描结果，我得了骨质疏松症。"她说。

骨质疏松症是一种以骨组织的丢失为特征的疾病。我以为它只是一种发生在老年人身上的疾病，但我错了。Julie 才二十多岁。那晚在我们的讨论中我很惊讶地发现，大约有一半的厌食症女性都患有骨质疏松症，贪食症女性此种疾病的发生风险也有增加。

Julie 告诉我们这个诊断时，我才知道小组中其他几个女孩也已患上了骨质疏松症，还有几个已有骨质疏松前兆。那晚交谈时，我想起一年多以前 Tucker 医生就建议过我做个骨密度的详细检查。我认为我的骨头不可能有问题，也懒得去填写保险申请单，所以从没安排时间去做这个检查。但那晚的治疗结束后，我第二天就给 Tucker 医生打电话预约这个检查。

几周后我回家收到了 Tucker 医生的电话留言，他告诉我已有骨质疏松前兆。几个月前，我的母亲刚刚接受了骨密度的检查。她五十多岁了，有最佳的骨密度，而二十多岁的我骨头却糟了。那天我对母亲说："我不想永久性驼背。"

然后我开始尽可能多地阅读关于骨质疏松症的信息，并且了解到渐进性的驼背还不是我以后的生活中唯一需要担心的。骨质疏松症中骨骼的崩溃会影响到一个人的进食能力和独立生活能力；当骨质疏松症与其他健康问题合并存在时，常常会导致死亡。

患骨质疏松症的人如果臀部摔伤，有 50% 的概率再也无法恢复独立行走；其中 50 岁以上的有四分之一不到一年就死了。

在意识到我的骨骼问题以及未来的生活可能出现的问题之后，我立刻对自己抓狂了——"你为什么不好好照顾自己？你的家族有坚固的骨骼，可你毁了自己的；这么多年你干吗要饿自己、剥削自己？"很快我意识到质问的对象该是 Ed 而不是我自己。Ed 是说服我去伤害自己身体的那个人；Ed 是那个认为瘦比其他任何事情都重要——当然也重于我的骨头的那个人。

我常常会想，要是有人能在我进食障碍的早期告诉我骨质疏松症的风险该多好。老实说，我真的不知道自己在伤害自己的身体。我以为自己很年轻，身体的可塑性很强，以为自己干什么都没事。我真的是不知道。这就是为什么我现在要告诉你这些。我希望你能有我已没有了的选择——你可以选择投入康复治疗，来保护自己的身体，也可以选择继续和 Ed 相处并承担患骨质疏松前兆、骨质疏松症和其他健康问题的风险。

如果我早知道你现在所知道的这些知识，天晓得我会选择什么呢？Ed 也许会告诉我："Jenni，那不会发生在你身上的。你没那么糟糕，你的骨头没事。"于是我可能还会像以前一样继续和 Ed 相处下去。但至少多了一种可能，可能我会认真考虑自己正在对身体做的事情，可能我对健康的担心会令我早一些开始寻求康复治疗。而现在我已没有这个机会了。

但那并不重要。现在最重要的是你。有了这些知识后你会做什么呢？当 Ed 再说那不会发生在你身上时，不要再听他的了。当他说"你并没有瘦弱到骨骼会有问题的程度"时，不要再听他的了。

　　在我的支持小组中，骨质疏松前兆或骨质疏松症可见于任何体形和尺寸的女性。即使你只是在与 Ed 调情，罹患这些疾病的风险也在增加。当 Ed 说你不会有事时不要再相信他了，他在撒谎。问题已经发生在我身上，发生在我很多的朋友身上，发生在世界其他地区进食障碍的女性身上。它们也能发生在你身上。请不要让它发生！

身陷其中

"是喝佳得乐（一种营养液）还是去医院？" Susan 说。我可以选择。我可以选择喝佳得乐，也可以选择去医院输液。我肯定不想选择去医院，但 Ed 也不允许我吃或喝任何东西，所以喝佳得乐也不行。

"是喝佳得乐还是去医院？" Susan 又说了一遍，"你选哪个？"她问。

我不想回答她的问题。我唯一想做的就是尽快离开 Susan 的办公室，钻进自己的车里开走，一并回避了她的问题。但我不能，因为我的车没在这儿——我的声乐教练 Judy 开车送我来的，她也不会让我走——我被困住了。

就在 Susan 继续着这次谈话，努力澄清这两个选择的细节时，我却一直在想着怎么离开。我盯着她的窗户想是否可以从那里逃出去，盘算着也许可以破窗而出，然后步行回家。你可能奇怪为什么我不直接从门离开而是打算破窗出去，毕竟 Judy 和 Susan 也不会强迫我留下来。我现在当然完全清楚自己可以站起来离开就行，可当时是 Ed 在屋里操控，而窗户是他给我指的路。破窗而出的场景显得更激烈、更戏剧化，我可能会被划伤，然后鲜血淋漓地走在回家的路上，这就是我想要的。

Ed 导演着这出戏，而我也没能理性地思考。Ed 使我清楚地以为 Judy 和 Susan 会出去把我抓回来。他说 Judy 和 Susan 只是想让我变胖从而毁了我的生活。"我恨你们！" 我冲她们大喊。

她们惊讶于我尖刻的言辞，但并没动摇自己的立场。她们不会让我掉链子。当时，我脑子里并没有那种"辣手仁心"的概念。现在我明白了她们甘冒让我恨她们的风险的意义所在。

就在 Susan 继续问我"是喝佳得乐还是医院"的时候，Ed 和我展开了激烈的对话：

Ed：你无论如何都不能让她们把液体弄进你身体里。要是那样，你就会像一只飞艇一样鼓起来。今天是"禁食日"，你什么都不能吃，液体也不行。什么都不行！

Jenni：Ed，我确实别无选择。我必须回答 Susan 的问题。该选哪个？佳得乐还是医院？

Ed：你不用回答这个问题，回避就行了。站起来，离开。

Jenni：可是我花钱请 Susan 来帮我的，要是不打算听她的，我干吗要费这个事呢？

Ed：Susan 只是想让你变胖。这就是她的工作——使人们变胖。快离开这里。

Jenni：Ed，不管怎么说是你把我逼到这儿来的，我想我需要停止听你的建议，去相信其他人。

所以，我最终回答了 Susan 的问题。这并不容易，但我最后决定要喝佳得乐。这是个艰难的抉择过程。

康复中，你会面对很多困难的问题。有些问题会以选择题的形式由治疗师提给你，有些问题则是你自己提出来的，还有些问题来自朋友、家人，甚至 Ed。

不用担心是否答对了所有的问题。有时，答案并无对错之分；有时，唯一重要的是你能面对当前的问题而不是从窗户溜走。例如，我到底是喝佳得乐还是去医院并不是问题的关键所在，选哪个都能给身体提供所需要的液体。重要的是，我回答了问题，并且面对了我需要照顾自己身体的事实。

只要你是在面对康复进程中的问题，你就是在前进，你就不必担心会打破窗户。

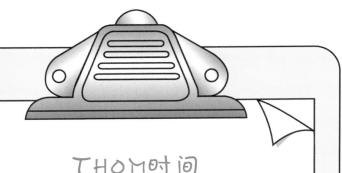

THOM时间

1. Ed 的好处和坏处

一旦 Jenni 开始认真地对待康复，她就必然面对一个事实——她将怀念 Ed 的某些东西。事实是，她不可能只去掉 Ed 带来的不好的东西。要去掉坏的，就不得不同时放弃好的。Ed 让 Jenni 觉得自己与众不同，并给她安慰。离开 Ed 的 Jenni 在康复的路上摸索前行，不知道自己是否会再次感觉与众不同。这是一次真正的丧失，必须认真对待。

好好想想进食障碍带给你的好处和坏处。把一张纸从中间对折，一边列出你想保留的 Ed 的所有东西，那些在康复中会怀念的东西。也许 Ed 能令你在压力的情境中得到短暂的放松，或者帮你获得操控感。

在纸的另一边，写下你渴望去掉的 Ed 的所有

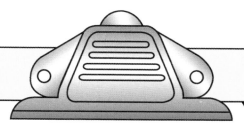

东西。想想进食障碍从你身上拿走的所有东西，包括他压根儿不让你拥有的那些东西。例如，进食障碍是否令你远离有意义的人际关系？阻止你追逐自己的梦想？这是非常重要的一份清单，有时被称为"丧失清单"，要写得具体、全面。

随着你的洞察能力的提高，尤其是能越来越好地挑战 Ed 时，不妨多列几次这样的清单。

2. 不要服从于你的 Ed

当你已经学会如何与 Ed 分离，如何区分哪些是你的思想、感受和信念，哪些是 Ed 的，就是时候表明立场了，是时候听一听 Ed 正跟你说些什么，然后拒绝他！

让我们练习一下：

● 写下一些过去两天里 Ed 给你的建议、推荐或命令。

● 写下两个正面的例子，你是如何对 Ed 作出反应的（包括思想的、言语的、情感的以及行动的）。

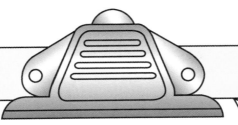

● 写一句 Ed 有代表性的强硬声明，然后写下你拒绝服从他的更强硬的声明！（你不必当真，甚至不必在意，这只是个练习。）

3. 可怕的实验

对于 Ed 整天跟你说的话你再熟悉不过了。像 Jenni 一样，一天之中你还可能听到别的声音，包括完美小姐的或内心里其他批评家的。当然，这都没什么新鲜的。

信不信由你，现在是时候加入一种新的声音了。而通常，这种新的声音比你头脑中 Ed 或其他"人"的声音更难取信，因为你还不习惯它的存在。这种新声音颇有挑战性，不熟悉的东西会显得相当靠不住。这种你将要加入的新声音是一种富于同情心的、善意的、支持的声音。在继续读下去之前，先记录一下你最初对这样一种声音方法的反应。对这样善待自己的建议有抵触、恐惧甚至气愤的反应并不少见。

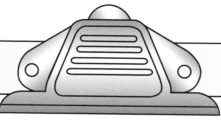

从现在起接下来一周，尝试：

每天一次，写下五个善待自己的句子。例如，为那天完成的或学到的东西给自己叫好；或者即使事情并不如所愿，也认可自己积极的意愿和真诚的努力。只要是积极的和支持性的言语，写什么都行。还有，在你感到特别有勇气的一天，试着写下一些爱自己的句子。以下是 Jenni 写下的善待自己的句子：

● Jenni，我为你今天的表现感到高兴，因为你诚实地告诉朋友不想去看星期六的音乐会。

● 今天你在小组中表达自己的愤怒的时候真的很勇敢。

● 今天你对自己照顾得很好。尽管 Ed 在你的耳朵里尖叫，你也充满力量地在康复。

● 我很钦佩你在繁忙的工作日抽出时间和朋友外出吃了一顿放松的午餐。

● Jenni，今天你对 Darcy 提供了巨大的支持。继续下去！

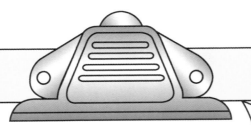

　　每天写下的句子有所重复是可以的（例如，我真的很佩服你每天都坚持做这个练习），但要尽量想出些新的东西来。而且不必担心你是否把这些善意、同情的话当真。从现在开始，只要写下就行——把它当成一个奇怪而可怕的实验。

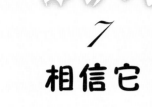

相信它

——它究竟是什么？

　　没有 Ed 的生活真的很神奇。我不再强迫性地把时间都花在食物和身体上。我现在可以关注生活中真正对我重要的东西。从进食障碍中真正地、持久地康复是真实独立的过程。不断前进,你会找到自由。第七部分写的是没有 Ed 的生活究竟是什么样的。

我并不完美

每天早上醒来，我都为活着感到高兴，为自由和没有被 Ed 控制感到高兴，为再也不必每天把自己挤进一个小玻璃盒里——空气快用光了还得保持微笑——而兴奋不已。我很高兴，但生活并不完美。Ed 仍偶尔会来拜访我。和几年前不同的是，当今天 Ed 出现时，我不会再把权力让给他。

Ed 偶尔还会告诉我，"你的牛仔裤变松了，想想吧，要是你再减些体重，让牛仔裤更低地挂在腰上该多好啊。"随后他殷勤地补充，"我可以帮你做到。"我听完了 Ed 的话，而后告诉他"不"，并继续按现在的方式生活。因为我并不完美，尽管有时在说"不"之前还是会犹豫一下。

今天的我还没有远离 Ed，但他已不再是我身上的寄生虫，吸取我的精力和热情。Ed 只是一个会信口胡诌那些与我无关的评论的家伙。这些评论和 Jenni 毫不相干。

我喜欢把 Ed 今天在我生活中的出现看成电视和广播中对紧急预警系统的测试。你知道正常节目中间偶尔会插入的那种刺耳、持续的嗡鸣声吧？它很烦人，但你知道一会儿就会过去。最重要的是，那不是真正有紧急事件，只是提醒你需要知道在出现紧急事件时该怎么办。

什么使我前进？

当我在卫生间里蜷缩成一团时，是什么让我再次站起来？当我感觉好像正被一台十八轮汽车碾过时，是什么把我从床上拉下来？是什么拉开了窗帷，让阳光照进我阴暗的公寓？是什么让我前进？——是在进食障碍中挣扎时那些短暂的自由瞬间，让我能够坚持在康复的路上走下去。这些惊鸿一瞥让我看到没有 Ed 的生活会是什么样的，可谓如获至宝。我牢牢地抓住这些体验，当我真的想要放弃时，就用它们给自己加油。

我所指的是哪些自由瞬间呢？出去和朋友一起吃午饭，并真的过得很愉快；做五分钟的白日梦，但不是关于食物和体重的；在巧克力店第一次品尝某种巧克力糖而没有罪恶感；在凌晨两点途经 Wendy's 快餐店（无需多说）；有足够的力量做一次仰卧起坐；有肺活量唱一首歌的某个高音；注意到邻居花园里那些鲜花的亮丽颜色；照镜子，并喜欢那个镜中的自己。

甚至这样的时刻也是值得铭记的，那就是当穿过杂货店里摆放冷冻食品的过道而不感觉自己像一个冰柱的时刻。当 Ed 与我相伴时，这个世界总是让我感到发冷——无论是身体上还是情感上。

我在日记里记下了没有活在 Ed 的控制下时那些美好的感觉。后来，当我真的想要放弃时，就会翻阅这些记录，并意识到在康复的过程中我所力争的东西是有可能实现的。我回想这些经验，把它们作为激励我前进的动力。哪怕是仅仅一分钟的自由也是我好起来的一个证据。起初，这些时刻出现得很少，间隔很长；而现在，这些时刻已经连了起来，成了我的生活。

说 "不"

在一天漫长的工作结束后，我唯一想做的就是一个人在家里安静地写作。可我刚坐下，电话就响了。

"喂？"我说。

"嗨，Jenni，我是 Danny。今晚有个很棒的派对。准备一下，我半个小时内去接你。"

这会儿我最不想干的事就是参加派对，但是，我却回答："太好了，我等你。"

我就是不能说"不"。我不想伤害 Danny 的感情。如果我说了"不"，他可能会恨我一辈子。完美小姐干得那么辛苦，就是想保证不让任何人在任何时候恨我。所以我放下笔和纸，为一个我真不想参加的派对做准备。

这一场景发生在多年前我还不会说"不"的阶段，那会儿我大部分时候都没法儿说"不"。说"不"会让我觉得内疚，所以我总是说"好的"。

在康复中我学到的最酷的东西之一就是使用"不"这个简单字眼儿的本事。康复给予我信心去使用这个短小却强大的字眼儿。我认识到对某人说"不"并不一定对关系产生永久消极的影响。我意识到即使有影响，也是这一关系本来就有问题。今天在我的生活中说"不"是一个重要的工具。当我使用它时，我知道我在爱护我自己。

讽刺的是，要想把"不"加进你的词汇表，你得先说"是"。你必须对康复说"是"。先说"是"，那么不等你意识到，你就已经学会说"不"了。

冰箱前的二度反应

要纸包的还是塑料包的？这是我过去在食品店里要作的唯一重要的决定。因为我无需决定买什么，Ed 早已为我设计好了。我的食品清单永远一成不变——苹果、硬面包圈和健怡饮料。但今天已完全不同，我不能再拿着那三样可怜的小东西走小件商品速通通道了，再也不能了。

这些天，在冰箱前我常常有一个二度反应。每每打开冰箱看见鸡蛋、牛奶、三明治火腿和奶酪时，我会很吃惊，常常要看上两遍才敢确认。有时我甚至要环顾四周以确定自己是在正确的房子里，看的是正确的冰箱。在过去，像牛奶和奶酪这样"多余的"东西对我是没用的，我不需要它们就能活命。只要能活命就够了，味道不重要，营养不重要，其他的都不重要。我不会在早上醒来时想："今天早饭我想吃点什么？"因为我喜欢什么并不重要，根本没有可选项。如果哪天我真要吃早饭，那就是吃硬面包圈——讨论结束，不设提问时间。

今天，我已拥有了多种选项。有时候，我仍会吃一个硬面包圈作为早饭的一部分，但不是不得不，而是我想吃。实际上我喜欢尝试新事物——像各种各样的谷类食品、新口味的酸奶、不同种类的水果和蔬菜。通过给身体提供各种各样的营养，现在的我健康多了，更有精力，能够比以前百倍清晰地思考，而且更快乐了。

Ed 在哪儿呢？有时候他还会在食品店里跟着我，在我拿黄油或面包这类东西时难以置信地看着我。当然，他告诉我吃了那些东西会长得多胖。"黄油，"他说，"你究竟要黄油干什么？"他不知道实际上有些食物加上黄油会非常好吃。

最后，Ed 总是说："那好，如果你无论如何也要把这些食物都买下来，那你倒不如全力以赴计划一次大的暴食。"他兴奋起来并且试图把额外的东西投进购物车。今天的我已有力量拒绝他。

现在当 Ed 试图在食品店里用各种各样的食物标签把我搞晕时，我也能够无视他了：脱脂，99% 脱脂，98% 脱脂，98.5% 脱脂，低脂，超低脂，无脂，低卡路里，超低卡路里，无卡路里，0 卡路里。他会尽其所能蛊惑我去钻研"无卡路里"和"0 卡路里"或"脱脂"和"无脂"之间的差异。但是这些词再也不会困扰我了，我把所有的困扰留给 Ed。他能在店里花上惊人的时间站在一个地方不动，盯着不同的标签琢磨。我一般都会趁他忙着研究标签的时候一个人完成购物——摆脱掉他没完没了的批评。

我很快决定了要纸包的还是塑料包的，留下 Ed 继续算他的卡路里。

离婚财产分割

到了离婚财产分割的时候，我决定负起责任来。我把 Ed 送给我的所有礼物都还给了他。其中包括我 18 岁的生日礼物——一本名为《疯狂自虐的 101 种方法》的书；一份在他眼里完美的圣诞节礼物——一套名为《如果你不曾内疚，那从现在开始吧》的录音带。我两谁也没得到那个金属玩意——Ed 最喜欢的折磨人的工具——秤，因为我在一天早上用锤子把它砸了，并扔进了外面的垃圾箱。

到目前为止，我还没发现 Ed 在离婚时带走了什么我真正需要的东西。我允许他带走所有的"自厌"，他所珍视的"羞愧感"，当然还有那些和他相依为命的"支持系统"——那些喜欢操纵的前男友们、不想跟康复治疗沾边的沉溺者，这些都是在我迫切需要支持的时候 Ed 怂恿我打电话去找的人——他总是想让我从最不可能的地方寻求认可。就让 Ed 留着他们吧，我不再需要他们，永远不再！

那么我在离婚时带走了什么呢？我带走了所有的自制力和同情心、诚实和正直（我不再需要为包庇 Ed 而说谎）。我得到了由康复的朋友和专业工作者组成的支持系统，得到了善待自己的意愿和能量，带走了快乐、爱和自由。最重要的是，我带走了生命和未来。

Ed 和我还没有决定谁将得到开罐头刀。我需要它打开罐装的蔬菜和金枪鱼；可 Ed 说他要是不能打开他最喜欢的东西就没法生存了，他最喜欢的东西是——一罐蠕虫。

特　例

你有过这样的感觉吗，就是好像你是世界上唯一不能从进食障碍中康复的人？我过去觉得谁都能好起来，只有我不行。我认为自己是个特例——一个真正离不开 Ed 的人。我们在一起那么久了，他一直控制着我的思想和行为，不可能改变了。

"我就是觉得自己永远不可能离开 Ed。我是唯一一个康复不了的人。"一天晚上我对小组中的女孩子们说。

Melissa 回答："我太能理解你的意思了。我觉得好像你们所有人都会摆脱 Ed，继续你们的生活，而我则会独自留在这个房间里。"

Mary 插进来说："我不这么想。我才会是那个独自留在这儿的人。"

于是屋里的每个人都开始说同样的话，每个人都觉得自己会是那个不能康复的特例。这真有意思——我们都认为自己是独特的，可惜是以一个消极的角度——不可能康复，却不会认为自己在某些积极的方面更特别。例如，我不会声称自己是世界上最好的歌手，不会说自己是这个星球上最聪明的人。可到了进食障碍这儿，我就成了最厉害的了——我的 Ed 最强大，我是那个不会康复的特例。但是经过了多年的斗争，我和 Ed 分道扬镳了。Melissa、Mary 和我们小组中的很多其他人也做到了。还有更多人也在路上。

在这方面你跟我或其他人没有差别。不要误会我的意思——

你绝对是独特的，独特在你的人格、灵魂和你的存在。但你的
进食障碍跟我们的是相似的，你不是那个注定永远和 Ed 生活在
一起的特例。我以前曾那样定义过自己，Melissa、Mary 和无
数其他女性也一样，可是看看我们现在在哪儿——来加入我们
吧！

不 要 放 弃

我一个人裹着毯子蜷缩在公寓的沙发上。周围很安静——屋里的三盏灯为我提供了足够的光线写作，面前的桌子上还放着一盏点着四个灯芯的大蜡烛。今晚是感恩节之夜。冰箱里有剩下的食物，但我并不害怕，内心沉静、平和，甚至白巧克力草莓芝士蛋糕都不会扰动我。跟过去不同，我没有为了避免暴食把所有的食物浸到水里或扔进垃圾桶里。事实上，这会儿我是带着欣喜的感觉意识到自己之前根本没有想着食物的。这就是为什么值得永不放弃的原因——获得享受安静的能力，还有不被今天吃了什么和冰箱里还剩了什么所折磨的能力。

多年以前，感恩节是一个完全不同的经历。我会因一整天什么都没吃而无比自豪，当然，除了我没人知道这个。除了健怡饮料，我不敢在冰箱里剩任何东西。如果我单独待在公寓里，会因为过于饥饿而没有脑力保持安静和集中精力做事。如果我不饿，那一定是因为刚刚暴食了在食品店或附近外卖站买的东西。多年以前，我认为如今正发生在我身上的事是不可能的。我曾经绝望，想要放弃。但是，我没有停止努力，事情坏了又好，好了又坏，直到最后，事情开始一天比一天好。我坚持一步一个脚印，很多脚印都浸透着我的挣扎和尖叫。但痛苦是值得的，它把我带到今天——在感恩节之夜平静、放松，并把时间用在写作上。如果你不放弃，一样会找到平静。无论什么时候你真想破罐子破摔了，不如就朝Ed 摔吧，他是一个绝好的靶子。

安 宁

围绕在支持团队的铜墙铁壁里时，我经常能听到"安宁"这个词。我总是问自己"安宁真的存在吗？"因为过去 Ed 在小组治疗中就坐在我的大腿上，他会马上回答："当然，你一直都在感受着它。记得昨晚的暴食吗？想想那种麻木感——整个世界都无所谓了；还有今天，等饥饿的高潮来临时，你就会感到飘飘然了。"

经过多年的康复治疗，我终于找到了真正的安宁，就在这儿，脚踏实地——而不是跟 Ed 一起坐在云端。这种感觉棒极了，我每天都在为此感谢上帝。什么是"安宁"？我还是先说说什么是"不得安宁"吧。

它是还没吃早饭就已经强迫性地想着晚饭；是拼死去抓食物来填饥饿的无底洞；是坐在厨房的地板上，为刚刚做过的事而感到罪责和沮丧；是涕泪直流地俯视着厕所的下水道；是把所有的食物交给朋友并发誓再也不吃了；是关爱自己之后感受到的罪恶感；是一心想着取悦他人；是对完美小姐和 Ed 言听计从。

那么，什么是"安宁"？它是在感恩节时大大方方地用餐；它是尽享野炊时的快乐；它是一个人待在公寓里而不会感到害怕；它是能精力充沛地在街上行走；它是放下，是允许别人接近我和我的界限；它是坦诚，是能够说"不"；它是能够集中精力，拥有追求梦想的激情；它是有好多好多的时间真正用来生活。"安宁"拥抱着我，它也可以拥抱你。

梦　想

"我做到了！我完成了我的首次单飞。"一天 Lajuana 在小组中这样说。她一直想成为一名飞行员，但是三十多年来，是 Ed 一直牵绊着她。经过康复治疗，Lajuana 已经找到了她的翅膀。

同一个晚上，Beth 坐在房间的一角，腿上抱着她的第一个宝宝。

她说："我从没想过自己能有一个孩子，但是现在我能很好地照料她和我自己。"

过了一会儿，Nikki 向大家宣布她已经最终决定从家务事中全身而退，而那曾经是她的全部。

她说："我要回到学校去读书，那是我一直想要的。"

康复不仅是一个同 Ed 抗争的承诺；它是一个决定，去倾听你的心灵，追逐你的梦想。当 Ed 位于我整个世界的正前方和中心时，我无法看清生命中什么是我最想要的，要紧的似乎只有食物和体重。我迷失得如此严重，几乎走上了一条完全不同的人生之路。Ed 在我的脑子里叫得那样大声，让我听不见属于自己的声音——那个要歌唱、要创作的声音。

不要让任何人告诉你梦想不会成真，尤其是不能让 Ed 告诉你你真正想要的东西是不现实的。如果让 Ed 来操控一切，梦想可能真的不会实现。但是一旦他被踹出了驾驶座，你会看到任何事都可能发生。每个星期都在发生——当我环视那些坐在一起参加小组治疗的面孔时；每一天都在发生——当我在镜子中看到自己时。

没有Ed的生活

我记得第一次知道橙汁含有卡路里的时候。那时我还只是个小女孩儿，喜欢每天傍晚喝一杯橙汁。并不知道这种液体含有卡路里，以为可以想喝多少就喝多少，而不会增加体重。当有人告诉我橙汁实际上真的含有卡路里时，我立即结束了每晚一杯橙汁的老习惯。这就是和 Ed 在一起的生活。

我还记得去为高中的舞会买礼服的时候。挑选礼服最要紧的不是它的颜色、长度或领口，而是挂在上面的标签上的尺码——我就想穿上货架上找得到的最小号。我真正关心的只有衣服的尺码和穿着它我看起来有多么瘦。这就是和 Ed 在一起的生活。

我也记得在厨房里吃得站都站不起来，倒在地板上昏昏睡去的时候。第二天醒来时厨房里一片狼藉，食物扔得到处都是。我通常会把每一处都清理干净，就好像什么都没发生过一样，然后发誓再也不吃了。这就是和 Ed 在一起的生活。

那什么是没有 Ed 的生活？它是清晨醒来喝上一大杯橙汁而没有负罪感；是去买我真正喜欢和穿着舒服的衣服，而不是将尺码萦绕于心；它是我在厨房里烹调，而非睡觉。

但所有这些只是没有 Ed 的生活的表象，它的内涵远比喝橙汁或买衣服要丰富得多。没有 Ed 的生活是真实地面对自己，尊重自己的思想、灵魂和身体并以它们为荣；是能够制定目标并追逐梦想；是每天早上醒来时觉得活着真幸福。

没有 Ed 的生活，值得你付出一切。所有康复过程中伴随的痛苦是值得的；有那么一会儿甚至很长时间忍受长胖了的感觉是值得的；坚持参加治疗，约见营养师、医生是值得的；所有的挣扎、反复和绝望感也是值得的。

没有 Ed 的生活确实是一条少有人走过的路。对你来讲，合上这本书，继续你所有进食障碍的行为会很容易；让 Ed 控制你余下的生命会很简单；让 Ed 来为你作所有的决定，用它来摆脱自己的情感都不难。难的是走上康复之路并且保证无论面临什么都永远不回头。在这个旅程中真正的挑战在于允许其他人帮助你。我先来挑战一下吧，来为这一路增加些乐趣——去了解你自己，尝试新事物，并允许人们走近你。

之前我提到过，在我还是一个孩子的时候就不让自己喝橙汁，说那是和 Ed 在一起的生活。但细细想来，其实根本就没有什么"和 Ed 在一起的生活"。因为跟 Ed 纠缠在一起时刻想着食物和体重根本不叫"生活"；一次又一次不计后果地伤害自己的身体也不叫"生活"。恰恰相反，那叫走向死亡。

我的决定是要活下去。而你翻开这本书也是因为内心的一部分想活下去，想要去体验这大千世界里无限的可能性。如果和 Ed 分手，你将得以去尝试任何事，可以去把你最疯狂的梦想变成现实；你可以改变职业、去上学，甚至打包搬家；你可以去学一门外语、去结交新朋友或者去真正了解你的老朋友。

没有 Ed 的生活是我对你的希望。我希望你也能体验到我今天所体验的这个神奇的世界；我希望你的生命重新焕发光彩，体会鸟儿的歌唱，风儿的抚摸；我希望你去感受它，感受那等待着你的自由。相信你自己，你会找到它，找到那没有 Ed 的生活。

歌曲《与进食障碍分手》

词曲：Jenni Schaefer，Judy Rodman

很久以来我一直
追逐一个幻影
那是一个完美的女孩
我心中的偶像
镜中的我却永远不够好
哦，可怕的镜子
和无休止的折磨

那完美的女孩
本应人人惊羡
追逐幻影的我
却几乎死去
我失去的
远比那体重多得多
内心和灵魂
空虚而饥饿

这个怪物名叫 Ed

他控制我的头脑

横行无忌

直到一个响亮的声音

说出真相

它说：没有 Ed 的生活

就等在前方

带着坚强和坚信

你一定会到达

无需再伪装

所有的痛苦

真的能结束

属于你的

不是 Ed 无尽的谎言

没有 Ed 的生活

值得相信

于是我倾听

这生命途中的智慧

让它擦亮

我心中的镜子

镜中的形象已成朋友

这是自由赋予我的

真实感受

当束缚自由的锁链

如此坚固

当你以为自己

已无路可走

因为你努力过、

失败过、痛苦过

看看我和别人

听听我们的感言

（如果你想聆听这首歌曲，请登陆 jennischaefer.com。）